用耳朵学中医系列丛书·拓展卷

方 剂 趣 记

赵建成　编著

袁　硕　朗诵

U0273463

中国中医药出版社

·北　京·

图书在版编目（CIP）数据

方剂趣记/赵建成编著 . —北京：中国中医药出版社，2011.5
（2021.4 重印）用耳朵学中医系列丛书·拓展卷
ISBN 978 - 7 - 80231 - 843 - 4

Ⅰ . ①方… Ⅱ . ①赵… Ⅲ . ①方剂学 – 基本知识 Ⅳ . ①R289

中国版本图书馆 CIP 数据核字（2009）第 233627 号

中 国 中 医 药 出 版 社 出 版
北京经济技术开发区科创十三街 31 号院二区 8 号楼
邮政编码 100176
传真 010 64405721
廊坊市晶艺印务有限公司印刷
各地新华书店经销

*

开本 880×1230 1/64 印张 5.375 字数 123 千字
2011 年 5 月第 1 版 2021 年 4 月第 12 次印刷
书号 ISBN 978 - 7 - 80231 - 843 - 4

*

定价 20.00 元（含光盘）
网址 www.cptcm.com

如有印装质量问题请与本社出版部调换（010 - 64405510）

用耳朵学中医系列丛书
拓展卷

编 委 会

出版说明

"风声，雨声，读书声，声声入耳……"

朗读，是一种享受，也是一种美。古人称读书为"念书"，所谓念，就是要大声地读出来，要饱含情感，要抑扬顿挫，在朗读中体味语言的意境美。可是不知从何时起，看书取代了读书，成为当下中国人学习的主流方式。语言是信息的载体，文字和声音都是这个载体的重要组成部分。缺失了一者，信息就是残缺不全的。高效率的读书讲究"眼到、耳到、口到、手到、心到"，就是要尽可能全面地获得语言本身传递的信息。如今，我们只剩下了"两到"，甚至"一到"，这不能不说是一种遗憾。

古代学习中医往往是耳提面命、口授

心传，先生边念边讲，弟子边听边背，出自师口，入之徒耳，即便当时不完全理解，然而"书读百遍，其义自现"。反复的听闻和诵读，可以通过声音不断揣摩和体会文字所携带的信息，更有助于理解文义。不仅记得牢，而且学得快。现代人学习中医，没有了师徒授受的环境，又丢失了诵读的习惯，因此难以理解经典的意思，学起来也觉得枯燥无味，这成了学习中医的一大障碍。

有没有一种方式，能够解决这个问题呢？《用耳朵学中医系列》就是这样一套丛书。

我们请专业人员为这套丛书配以同步的录音，对需要记忆，特别是机械记忆的部分进行重点的诵读，让读者无论是在教室或宿舍里，还是在操场及花园中，甚至在床上和旅途中，都能边听边看，边听边读，边听边背。让磁性的声音、优美的文笔交融在一起，从多角度冲击我们的大脑，帮助我们更好地学习和记忆中医基础知识。

拓展卷共包含三册:《方剂趣记》、《中药速记》、《经络腧穴认记》。为了让读者能方便携带、轻松阅读、易于背诵,在正文部分采用了"开本小而字不小"的方式,以获得更为舒适的学习享受。

卫生部副部长、国家中医药管理局局长王国强教授对本丛书的编辑出版给予了指示和深切关注。

由于出版此类图书是我们新的尝试,不足之处在所难免,恳请各位读者提出宝贵意见,以便我们在今后修订提高。

出 版 者
2011 年 3 月

前　言

　　已故著名老中医岳美中先生曾经说过："学习中医，我意当从方剂入手。"由此可见，学好方剂对于中医具有何等重要的意义。作为一个好的中医大夫，脑子里起码要记上几百首方剂，否则就无法应付复杂多变的临床病症。方剂不仅需要下功夫去记忆，还需要采用好的方法去记忆。在这里我要介绍一种记忆方剂的方法，这种方法是将组成方剂的中药名字音相同、相近者，利用其原字或谐音字进行巧妙的搭配，编成一二句意思连贯的话，记忆这些很容易领会含义的话，就能够将方药组成全部记住，我们将其称为谐音联想记忆法。由于这些话读起来妙趣横生，所以又称其为趣记法。这种方法既节省时间，又容易记牢，方剂之间又不易混淆。因此是一种较好的记忆方法。

从事记忆研究的专家王维先生认为，谐音是记忆的窍门，联想是记忆的关键。通过谐音，可以使枯燥乏味的材料变成饶有趣味的材料，把毫无意义的材料变成意义生动的材料。而联想可以把这些生动的材料贯通起来，赋予新的含义，使人轻而易举地记住这些本来毫无联系的东西。趣记法正是符合了人脑的记忆规律，是学习方法上的改革，因此才值得我们去推广运用。记得我在中医学院读书的时候，在方剂考试的前一天，我将常用的方子的趣记法抄写在黑板上，让同学们来记，结果我班的考试成绩出人意料地超过了其他班级。这使我很受鼓舞，故在此基础上，经过不断探索和系统整理，编写了《趣记方剂手册》一书，1983年3月由中原农民出版社出版发行。此书当时是国内能见到的唯一一本以趣记方式系统编写的方剂手册，所印三万册，很快销售一空，再版后仍很畅销，在读者中引起了较大的反响。但是随着时间的推移，这本小册子已经显露出许多不能令人满意的地方，因此我萌发出重新编纂一本方剂小册子的打算。于是我参阅了大量的有关资料，汲取了中医同道的成熟经验，编写出了现在这本我认为较满意的方剂趣记新书。

本书以中国中医药出版社 2003 年 1 月出版的新世纪全国高等中医药院校规划教材《方剂学》（邓中甲主编）为主，选取了临床上常用的中医方剂 363 首。

书中每首方剂下载有如下项目：方名、来源、趣记、对照、组成与用法、功效、主治、方歌和备注。

其中"对照"项下，方名用字下加横线，以示区别。无药名意义的"虚字"，用"○"表示。

组成方剂的每一味药物的名称，除少数保留原书习惯的称谓外，尽可能采用它的正名，若因趣记时需要别名，一般在括号内注明。

方歌参照清代汪昂《汤头歌诀》和全国统编五版、六版《方剂学》教材中的方歌为主，以求统一。对编写不太满意的方歌作了修改或重新编写，对原无对应方歌者进行了增补。

为了查阅方便，本书书末附"方剂名称汉语拼音索引"。

在本书的编排、打印和整理过程中，承蒙王以胜、成鲁杰、杨玉峰和李涛先生的大力协助，在此一并致谢！

赵建成

于北京市小汤山医院

2011 年 1 月

目 录

第一章 解表剂

第一节 辛温解表

麻黄汤《伤寒论》

趣记 干妈贵姓？

对照 甘麻桂杏

组成与用法 麻黄9克，桂枝6克，杏仁6克，炙甘草3克。水煎温服，覆取微汗。

功效 发汗解表，宣肺平喘。

主治 外感风寒表实证。症见恶寒发热，头疼身痛，无汗而喘，舌苔薄白，脉浮紧。

方歌 麻黄汤中用桂枝，杏仁甘草四般施；
发热恶寒头项痛，喘而无汗服之宜；
三拗汤用麻杏草，宣肺平喘效不低；
麻黄汤中加白术，湿困身痛总能医；

还有麻杏苡甘剂，风湿发热亦可祛。

备注 本方为辛温发汗之峻剂，故对"疮家"、"衄家"、"亡血家"，以及外感表虚自汗，血虚而脉兼"尺中迟"，误下而见"身重心悸"等，虽有表寒证，亦皆禁用；对于即使是本方适应证者，也不可久服和过汗。

麻黄加术汤 《金匮要略》

趣记 兴贵赶白马。

对照 杏桂甘白麻

组成与用法 麻黄9克，桂枝6克，杏仁6克，炙甘草3克，白术12克。水煎服，覆取微汗。

功效 发汗解表，散寒祛湿。

主治 风寒湿痹，身体烦疼，无汗等。

方歌 见"麻黄汤"条。

麻黄杏仁薏苡甘草汤 《金匮要略》

趣记 （略）

组成与用法　麻黄 6 克，杏仁 6 克，薏苡仁 12 克，炙甘草 3 克。水煎温服，取微汗避风。

功效　解表祛湿。

主治　风湿一身尽疼，发热，日晡所剧者。

方歌　见"麻黄汤"条。

大青龙汤 《伤寒论》

趣记　马贵高兴找炒姜。

对照　麻桂膏杏枣草姜

趣记　大清早，炒杏糕，芝麻酱，解热表。

对照　大青枣　草杏膏　枝麻姜　○○○

组成与用法　麻黄 12 克，桂枝 6 克，炙甘草 6 克，杏仁 6 克，石膏 12 克，生姜 9 克，大枣 3 克。水煎服，取微汗。

功效　发汗解表，清热除烦。

主治　外感风寒。症见发热恶寒，寒热俱重，脉浮紧，身疼痛，不汗出而烦躁。

方歌　大青龙汤桂麻黄，杏草石膏姜枣藏；
　　　　太阳无汗兼烦躁，风寒两解此为良。

备注 本方服用时应注意不可过汗，恐伤阳气，须中病即止。脉微弱，汗出恶风，发热而烦，属表里俱虚者，不宜使用。

三拗汤《太平惠民和剂局方》

趣记 干妈姓姜。

对照 甘麻杏姜

组成与用法 麻黄、杏仁、甘草各 30 克。上为粗末，每取 15 克，加生姜 5 片，水煎服，覆取微汗。

功效 宣肺解表。

主治 外感风邪。症见鼻塞身重，语言不出，或伤风伤冷，头痛目眩，四肢拘倦，咳嗽痰多，胸满气短，口不渴，苔白，脉浮者。

方歌 见"麻黄汤"条。

华盖散《博济方》

趣记 华盖姓陈领尚书赶马

对照 华盖杏陈苓桑苏甘麻

组成与用法 麻黄、炙桑白皮、紫苏子、杏仁、赤茯苓、陈皮各 30 克，炙甘草 15 克。水煎食后温服。

功效 宣肺解表，祛痰止咳。

主治 肺感风寒。症见咳嗽上气，痰气不利，呀呷有声，苔白润，脉浮紧者。

方歌 华盖麻杏桑白皮，茯苓陈草苏子齐；
风寒束肺痰不爽，急宜煎服莫迟疑。

桂枝汤 《伤寒论》

趣记 贵侄要将大枣炒。

对照 <u>桂枝 药 姜 大枣 草</u>

组成与用法 桂枝 9 克，芍药 9 克，炙甘草 6 克，生姜 9 克，大枣 3 枚。水煎服。可服热稀粥以助药力，以取微汗出为佳。

功效 解肌发表，调和营卫。

主治 外感风寒表虚证。症见头痛发热，汗出恶风，鼻鸣干呕，苔白不渴，脉浮缓或浮弱。

方歌 桂枝汤治太阳风，芍药甘草姜枣同；

解肌发表调营卫，表虚有汗此为功。

备注　表实无汗，或表寒里热，不汗出而烦躁，以及温病初起，见发热口渴，咽痛脉数时，皆不宜用。

桂枝加葛根汤 《伤寒论》

趣记　参考"桂枝汤"条。

组成与用法　葛根12克，桂枝6克，芍药6克，炙甘草5克，生姜9克，大枣3枚。水煎服，覆取微汗，不需啜粥。

功效　解肌发表，生津疏经。

主治　太阳病。症见项背强而不舒，反汗出恶风。

方歌　桂枝加葛解肌挛，项强恶风与出汗。

桂枝加厚朴杏子汤 《伤寒论》

趣记　桂枝烧姜，赶早不行。

对照　桂枝芍姜　甘枣朴杏

组成与用法　桂枝9克，芍药9克，炙甘草6克，厚朴6克，杏仁6克，生姜9克，大枣 3 枚。水煎服，覆取微汗。

功效　解肌发表，降气平喘。

主治　宿有喘病，又感风寒而见桂枝汤证者；或风寒表证误用下剂后，表证未解而微喘者。

方歌　桂枝汤加厚朴杏，降逆平喘有殊功。

桂枝加桂汤《伤寒论》

趣记　同"桂枝汤"。

组成与用法　桂枝汤中桂枝由 9 克加至 15 克。水煎服。

功效　温通心阳，平冲降逆。

主治　太阳病误用温针或因发汗过多而发奔豚，气从少腹上冲心胸，起卧不安，有发作性者。

方歌　见"桂枝汤"条。

备注　本方虽归解表剂，但并非解表之用。

桂枝加芍药汤《伤寒论》

趣记　同"桂枝汤"。

组成与用法 桂枝汤中芍药用量由 9 克增至 18～30 克。水煎服。

功效 调和气血，缓急止痛。

主治 太阳病误下，邪陷太阴，腹满时痛。

方歌 见"桂枝汤"条。

备注 本方虽归解表剂，实为和解剂。

九味羌活汤《此事难知》引张元素方

趣记 九位兄弟藏新房，重将白侄干亲抢。

对照 <u>九味芎地苍辛防</u> 葱姜白芷甘芩羌

组成与用法 羌活、防风、苍术各 9 克，细辛 3 克，川芎、白芷、生地黄、黄芩、甘草各 6 克。水煎温服。

功效 发汗祛湿，兼清里热。

主治 外感风寒湿邪，兼有里热证。症见恶寒发热，肌表无汗，头痛项强，肢体酸楚疼痛，口苦微渴，舌苔白或微黄，脉浮。

方歌 九味羌活用防风，细辛苍芷与川芎；
　　　　黄芩生地同甘草，三阳解表益姜葱。

备注 阴虚津少者，不宜用。

大羌活汤 《此事难知》

趣记　继母练琴敢独唱，兄弟新筑防风墙。

对照　己母连芩甘独苍　芎地辛术防风羌

组成与用法　羌活、独活、防风、细辛、防己、黄芩、黄连、苍术、炙甘草、白术各9克，知母、川芎、生地各30克。共为粗末，每取15克，水煎服。

功效　发散风寒，祛湿清热。

主治　风寒湿邪表证兼有里热。症见头痛发热，恶寒，口干烦满而渴，苔黄腻者。

方歌　大羌活汤独二防，辛芎术草芩连苍；
　　　　生地知母十三味，表寒里热服之康。

香苏散 《太平惠民和剂局方》

趣记　甘肃皮箱。

对照　甘苏皮香

组成与用法　香附、紫苏叶各120克，炙甘草30克，陈皮60克。作汤剂，水煎服，药量按原方比例酌减。

功效　疏散风寒，理气和中。

主治　四时瘟疫伤寒，外感风寒，内有气滞。症见形寒身热，头痛无汗，胸脘痞闷，不思饮食，苔薄白，脉浮。

方歌　香苏散内草陈皮，外感风寒气滞宜；
　　　　寒热头痛胸脘闷，解表又能疏气机。

香苏葱豉汤 《通俗伤寒论》

趣记　吃干葱真舒服。

对照　豉甘葱陈苏附

组成与用法　制香附4.5～6克，陈皮4.5～6克，鲜葱白2～3根，紫苏4.5～9克，清炙甘草2克，淡香豉9～12克。水煎服。

功效　发汗解表，调气安胎。

主治　妇女妊娠外感风寒或时行感冒。症见发热恶寒，无汗，胸闷不舒，饮食减少，舌淡苔白，脉浮者。

方歌　香苏葱豉汤法良，加入陈草熬成汤；
　　　　发汗解表安胎气，妊娠外感此方尝。

加味香苏散 《医学心悟》

趣记　将酒放满船，赶赴紫禁城。

对照　姜芷防蔓川　甘附紫荆陈

组成与用法　陈皮、香附各4克，紫苏叶5克，炙甘草2.5克，荆芥、秦艽、防风、蔓荆子各3克，川芎1.5克，生姜3片。水煎温服，覆取微汗。

功效　发汗解表，理气解郁。

主治　四时感冒。症见头痛项强，鼻塞流涕，身体疼痛，发热恶寒或恶风，无汗，舌苔薄白，脉浮。

方歌　加味香苏陈草风，荆艽姜蔓与川芎；
　　　　　恶风身热头项痛，胸脘满闷服之松。

小青龙汤 《伤寒论》

趣记　少将为嘛，甘心下跪？

对照　芍姜味麻　甘辛夏桂

趣记　姜桂妈细拌草药喂小青龙。

对照　姜桂麻细半草药味<u>小青龙</u>

组成与用法 麻黄、芍药、桂枝、半夏各 9 克，细辛、干姜、炙甘草、五味子各 6 克。水煎温服。

功效 解表散寒，温肺化饮。

主治 风寒客表，水饮内停。症见恶寒发热，无汗，胸痞喘咳，痰多而稀，或痰饮喘咳，不得平卧，或身体疼重，头面四肢浮肿，舌苔白滑，脉浮者。

方歌 小青龙汤最有功，风寒束表饮停胸；
　　　辛夏甘草和五味，姜桂麻黄芍药同。

备注 本方药多辛燥，热证喘咳及阴虚肺热之燥咳，不宜服用。

射干麻黄汤 《金匮要略》

趣记 吾喂新疆马，半碗干枣与冬花。

对照 五味辛姜麻　半菀干枣〇冬花

趣记 射冬将半碗新枣喂马。

对照 射冬姜半菀辛枣味麻

组成与用法 射干、麻黄、半夏各 9 克，紫菀、款冬花、细辛、牛姜各 6 克，五味子 3 克，大枣 3 枚。水煎服。

功效 宣肺祛痰，下气止咳。

主治 咳而上气，喉中有水鸡声者。

方歌 射干麻黄亦治水，不在发表在宣肺；

　　　　姜枣细辛款冬花，紫菀半夏加五味。

止嗽散《医学心悟》

趣记 陈超姐不借万钱。

对照 陈草桔部芥菀前

组成与用法 炒桔梗、荆芥、紫菀、百部、白前各 1000 克，炒甘草 375 克，陈皮 500克。共为末，每取 6～9 克，开水或姜汤调服；亦可作汤剂，水煎服，药量按原方比例酌减。

功效 宣利肺气，止咳化痰。

主治 风邪犯肺证。症见咳嗽痰多，咯痰不畅，或轻度恶风发热、头痛，舌苔薄白，脉浮缓。

方歌 止嗽散桔草白前，紫菀荆陈百部研；

　　　　镇咳化痰兼解表，姜汤调服不必煎。

备注 阴虚劳嗽，不宜使用；肺热咳嗽，不宜单用本方，应酌加清热化痰之品。

金沸草散 《博济方》

趣记 少找驸马，惊吓前朝将。
对照 芍枣覆麻　荆夏前草姜
组成与用法 旋覆花（即金沸草花）、麻黄、前胡各90克，荆芥穗120克，炒甘草、姜半夏、赤芍药各30克。共为粗末，每取6克，加生姜3片，大枣1枚，水煎温服。
功效 发散风寒，降气化痰。
主治 伤风咳嗽。症见恶寒发热，咳嗽痰多，鼻塞流涕，舌苔白腻，脉浮者。
方歌 金沸草散麻黄前，半夏荆甘赤芍旋；
　　　　煎加姜枣治感冒，降气化痰散风寒。
备注 咳嗽而有咯血者，不宜应用。

正柴胡饮 《景岳全书》

趣记 郑柴胡讲，陈皮要草房
对照 <u>正柴胡</u>姜　陈皮药草防

组成与用法　柴胡 9 克，防风 3 克，陈皮 4.5 克，芍药 6 克，甘草 3 克，生姜 3 片。水煎温服。

功效　解表散寒。

主治　外感风寒轻证。发热微恶寒，少汗或无汗，头痛身痛，舌苔薄白，脉浮。

方歌　正柴胡饮平散方，芍药防风陈草姜，
　　　　轻疏风邪解热痛，表寒轻证服之康。

第二节　辛凉解表

银翘散《温病条辨》

趣记　银巧干姐姐，吃喝住牛棚。

对照　<u>银翘甘桔芥　豉荷竹牛蒡</u>

组成与用法　连翘 30 克，银花 30 克，苦桔梗 18 克，薄荷 18 克，竹叶 12 克，生甘草 15 克，荆芥穗 12 克，淡豆豉 15 克，牛蒡子 18 克。作汤剂，水煎服，用量按原方比例酌减。

功效 辛凉透表，清热解毒。

主治 温病初起。症见发热无汗，或有汗不畅，微恶风寒，头痛口渴，咳嗽咽痛，舌尖红，苔薄白或薄黄，脉浮数。

方歌 银翘散主上焦疴，竹叶荆牛豉薄荷；
　　　　甘桔芦根凉解法，清疏风热煮无过。

备注 外感风寒忌用本方。

桑菊饮 《温病条辨》

趣记 街上行人围聚不敢瞧。

对照 桔桑杏仁苇菊薄甘翘

组成与用法 桑叶7.5克，菊花3克，杏仁6克，连翘5克，薄荷2.5克，桔梗6克，苇根6克，生甘草2.5克。水煎温服。

功效 疏风清热，宣肺止咳。

主治 风温初起证。症见但咳，身热不甚，口微渴，脉浮数。

方歌 桑菊饮中桔杏翘，芦根甘草薄荷饶；
　　　　清疏肺卫轻宣剂，风温咳嗽服之消。

备注 风寒咳嗽禁用本方。

麻黄杏仁甘草石膏汤《伤寒论》

趣记 （略）

组成与用法 麻黄9克，杏仁9克，炙甘草6克，石膏18克。水煎温服。

功效 辛凉宣肺，清热平喘。

主治 表邪未解，肺热咳喘。症见身热不解，咳逆气急鼻煽，口渴，有汗或无汗，舌苔薄白或黄，脉浮而数者。

方歌 伤寒麻杏石甘汤，汗出而喘法度良；
辛凉宣泄能清肺，定喘除热效力彰。

备注 风寒实喘，肾虚久喘者，不宜应用。

越婢汤《金匮要略》

趣记 越婢找姜炒麻糕。

对照 越婢枣姜草麻膏

组成与用法 麻黄18克，石膏24克，生姜9克，甘草6克，大枣5枚。水煎服。

功效 发汗利水。

主治 风水。症见一身悉肿，恶风，脉浮，不渴，续自汗出，无大热者。

方歌　越婢汤中有石膏，麻黄生姜加枣草；
　　　　风水恶风一身肿，水道通调肿自消。

柴葛解肌汤 《伤寒六书》

趣记　姜大找哥拾柴草，黄琴直接抢白嫂。

对照　姜大枣葛石柴草　黄芩芷桔羌白芍

组成与用法　柴胡6克，干葛9克，甘草3克，黄芩6克，羌活3克，白芷3克，芍药6克，桔梗3克，生姜3片，大枣2枚，石膏12克。水煎热服。

功效　解肌清热。

主治　外感风寒，寒郁化热证。症见恶寒渐轻，身热增盛，头痛肢楚，目痛鼻干，心烦不眠，咽干耳聋，眼眶痛，舌苔薄黄，脉浮微洪者。

方歌　陶氏柴葛解肌汤，邪在三阳热势张；
　　　　芩芍桔草姜枣芷，羌膏解表清热良。

备注　《伤寒六书》为陶华所著，故称陶氏柴葛解肌汤。若太阳表证未入里者，不宜用之，恐引邪入里。

柴葛解肌汤《医学心悟》

趣记 柴哥担干草，二母勤扫地。

对照 柴葛丹甘草 二母芩芍地

组成与用法 柴胡、葛根、赤芍、黄芩、贝母各6克，丹皮、甘草各3克，知母5克，生地9克。水煎服。

功效 解肌清热。

主治 外感风热。症见不恶寒而口渴，舌苔黄，脉浮数者。

方歌 程氏柴葛解肌汤，外感风热用此方；
芍芩二母丹草地，口渴发热无寒凉。

备注 《医学心悟》为程国彭所著，故称程氏柴葛解肌汤。本方和陶氏柴葛解肌汤的区别在于，程氏方不恶寒而有口渴，重在清里，而陶氏方恶寒无汗重在解肌。

升麻葛根汤《太平惠民和剂局方》

趣记 草要生根。

对照 草药升根

组成与用法 升麻、芍药、炙甘草各 300 克，葛根 450 克。水煎服，用量按原方比例酌减。

功效 解肌透疹。

主治 麻疹初起。疹出不透，身热头痛，咳嗽，目赤流泪，口渴，舌红，脉数。

方歌 局方升麻葛根汤，芍药甘草合成方；
麻疹初期发不透，解肌透疹此方良。

备注 若麻疹已透，或疹毒内陷而见气急喘咳者不宜服用本方。

竹叶柳蒡汤《先醒斋医学广笔记》

趣记 祖爷刘邦直经悬深河割麦铲草。

对照 竹叶柳蒡知荆玄参荷葛麦蝉草

组成与用法 西河柳 15 克，玄参 6 克，荆芥穗 3 克，干葛根、炒牛蒡子各 4.5 克，蝉蜕、薄荷、知母、甘草各 3 克，淡竹叶 3 克，麦冬 9 克。水煎服。

功效 透疹解表，清泻肺胃。

主治 痧疹透发不出，喘咳，烦闷躁乱，咽喉肿痛者。

方歌 竹叶柳蒡葛根知，蝉蜕荆芥薄荷施；

石膏粳米玄甘麦，风疹急投莫延迟。

第三节　扶正解表

败毒散《太平惠民和剂局方》

趣记 独熊身伏草埂　二虎只悄强攻。

对照 独芎参茯草梗　二胡枳壳羌〇

组成与用法 柴胡、前胡、川芎、枳壳、羌活、独活、茯苓、桔梗、人参、甘草各900克。共为细木，每取6克，加生姜、薄荷少许，水煎服。作汤剂，用量按原方比例酌减。

功效 散寒祛湿，益气解表。

主治 气虚外感证。感受风寒湿邪，症见憎寒壮热，项强睛痛，肢体作痛，无汗，鼻塞声重，咳嗽有痰，胸膈痞满，舌淡苔白腻，脉浮濡或浮数而重取无力。

方歌 人参败毒草苓芎，羌独柴前枳桔同；

生姜薄荷煎汤服，祛寒除湿功效宏。

若须消散疮毒肿，去参加入荆防风；

原方配入陈仓米，噤口痢疾此为宗。

备注 外感风热，邪已入里化热，及阴虚外感者忌用。

荆防败毒散《摄生众妙方》

趣记 令兄巧拆迁干姐姐伙房。

对照 苓芎壳柴前甘桔芥活防

组成与用法 羌活、柴胡、前胡、枳壳、茯苓、荆芥、防风、桔梗、川芎各 4.5 克，甘草 1.5 克。水煎服。

功效 发汗解表，消肿止痛。

主治 外感风寒湿邪证。症见恶寒发热，无汗不渴，疮肿初起，红肿疼痛，以及时疫疟疾、痢疾具有风寒湿表证者，舌苔薄白，脉浮数。

方歌 荆芥败毒二胡苓，羌枳川芎草桔梗；

发汗解表祛风湿，感冒疟痢与疮肿。

仓廪散《普济方》

趣记 参考"荆防败毒散"条。

组成与用法 "荆防败毒散"加陈仓米，水煎服。

功效 益气解表，祛湿和胃。

主治 噤口痢。

方歌 见"败毒散"条。

参苏饮《太平惠民和剂局方》

趣记 沈叔只想富，下赣江找陈哥借钱。

对照 <u>参苏枳香茯 夏甘姜枣陈葛桔前</u>

组成与用法 人参、紫苏叶、葛根、姜半夏、前胡、茯苓各 6 克，木香、枳壳、桔梗、陈皮、炙甘草各 4 克，姜 7 片，枣 1 个。水煎热服。

功效 益气解表，理气化痰。

主治 虚人外感风寒，内有痰饮证。症见恶寒发热，无汗，头痛鼻塞，咳嗽痰多色白，胸膈满闷，倦怠乏力，气短懒言，舌苔白，脉浮或弱。

方歌 参苏饮内用陈皮，枳壳前胡半夏齐；
葛根木香甘桔茯，气虚外感最相宜。

麻黄附子细辛汤《伤寒论》

趣记 （略）

组成与用法 麻黄6克，炮附子9克，细辛3克。水煎温服。

功效 助阳解表。

主治 少阴病始得之，反发热，脉沉者。

方歌 麻黄附子细辛汤，温经解表法优良；
少阴脉沉反发热，寒邪外解不伤阳；
前方去辛加炙草，无汗微热宜煎尝。

备注 若阳气衰微，已见下利清谷，脉微细欲绝，纵兼外感，当以救里为急，非本方所宜。

麻黄附子甘草汤《伤寒论》

趣记 （略）

组成与用法 麻黄 6 克，炮附子 9 克，炙甘草 6 克。水煎温服。

功效 助阳解表。

主治 素体阳虚，外感风寒。症见初起无汗恶寒，发热或微发热，脉沉微者，或水病身面浮肿，气短，小便不利，脉沉而小。

方歌 见"麻黄附子细辛汤"条。

再造散《伤寒六书》

趣记 再造桂枝堂，欺负穷人抢新房。

对照 再造桂枝汤 芪附芎人羌辛防

趣记 神父气喘，放心喝桂枝汤。

对照 参附芪川 防辛活桂枝汤

组成与用法 黄芪 6 克，人参、桂枝、熟附子、羌活、防风、川芎、煨生姜各 3 克，细辛 2 克，甘草 1.5 克，枣 2 枚，槌法再加炒芍药 1 撮，煎 3 沸，温服。

功效 助阳益气，解表散寒。

主治 阳气虚弱，外感风寒。症见头痛，发热恶寒，周身疼痛，热轻寒重，无汗肢冷，倦怠嗜睡，面色苍白，语声低微，舌淡苔白，脉沉无力，或浮大无力。

方歌 再造散用参附芪，桂甘羌防芎芍齐；

再加细辛姜枣煮，阳虚寒闭最相宜。

备注 凡风热感冒，或身有汗出，以及体壮阳盛者忌用本方。

加减葳蕤汤《重订通俗伤寒论》

趣记 伟瑞姐为何早操吃葱？

对照 葳蕤桔薇荷枣草豉葱

组成与用法 生葳蕤9克，生葱白6克，桔梗4.5克，东白薇3克，淡豆豉12克，苏薄荷4.5克，炙甘草1.5克，红枣2枚。水煎，分温再服。

功效 滋阴清热，发汗解表。

主治 素体阴虚，外感风邪。症见头痛身热，微恶风寒，无汗或有汗不多，干咳心烦，口渴咽干，舌红，脉数。

方歌 加减葳蕤用白薇，豆豉生葱桔梗随；

草枣薄荷共八味，滋阴发汗此方魁。

葱白七味饮 《外台秘要》

趣记　哥卖水葱弟吃姜。

对照　葛麦水葱地豉姜

组成与用法　葱白9克，干葛根9克，新豆豉6克，生姜6克，生麦门冬9克，干地黄9克。劳水煎温服。

功效　养血解表。

主治　病后阴血亏虚，调摄不慎，感受外邪。或失血后，再感风寒，头痛身热，微寒无汗。

方歌　葱白七味外台方，新豉葛根与生姜；
　　　　麦冬生地劳水煎，血虚外感最相当。

备注　方中劳水指的是以勺扬千遍之水。

第二章　泻下剂

第一节　寒下

大承气汤《伤寒论》

趣记　大成气皇后只是笑。

对照　大承气黄厚枳实硝

组成与用法　大黄 12 克，厚朴 24 克，枳实 12 克，芒硝 9 克。水煎，大黄后下，芒硝溶服。

功效　峻下热结。

主治　①阳明腑实证。症见大便秘结，频转矢气，脘腹痞满，硬痛拒按，潮热谵语，手足濈然汗出，舌苔干黄起刺，或焦黑燥裂，脉沉实。②热结旁流。症见下利清水臭秽，虽利而脐腹疼痛不减，按之坚硬有块，口舌干燥，脉滑数。③里热实证之热厥、抽搐、痉病或发狂。

方歌 大承气汤用硝黄，配伍枳朴泻力强；
痞满燥实四症见，峻下热结宜此方；
去硝名曰小承气，便硬痞满泻热良；
调胃承气硝黄草，便秘口渴急煎尝。

备注 气虚阴亏，燥结不甚，肠胃无热，或表证未解，均不宜使用。年老体弱者慎用，孕妇禁用。

小承气汤《伤寒论》

趣记 小成气皇后，只是没有笑。

对照 小承气黄厚　枳实○○硝

组成与用法 酒大黄 12 克，炙厚朴 6 克，炙枳实 9 克。水煎温服，以大便通利为度。

功效 轻下热结。

主治 阳明腑实证。症见谵语，潮热，多汗，大便干结，胸腹痞满，舌苔老黄，脉滑数；痢疾初起，腹痛难忍，或脘腹胀闷，里急后重者，亦可用之。

方歌 见"大承气汤"条。

调胃承气汤《伤寒论》

趣记 小黄草。

对照 硝黄草

组成与用法 大黄 12 克，炙甘草 6 克，芒硝 9 克。水煎，去渣，纳芒硝，再煎沸，顿服之。

功效 缓下热结。

主治 阳明腑实证。症见大便不通，口渴心烦，蒸蒸发热，脘腹痞满，或为谵语，舌苔老黄，脉滑而数，以及胃肠积热引起的发斑吐衄，口齿咽喉肿痛等症。

方歌 见"大承气汤"条。

备注 孕妇、产妇、年老体弱及病后伤津、亡血者均应慎用。

复方大承气汤《中西医结合治疗急腹症》

趣记 皇后只是笑，吃桃人来了。

对照 黄厚枳实硝　赤桃仁莱○

组成与用法　厚朴 15～20 克，炒莱菔子 15～30 克，枳壳、赤芍各 15 克，大黄（后下）9～15 克，桃仁 9 克，芒硝（冲服）9～15 克。水煎服。

功效　通里攻下，行气活血。

主治　阳明腑实证而气胀较明显者。

方歌　复方大承攻下方，枳实厚朴大黄芒；
　　　　赤桃莱菔共煎煮，泻热消胀通大肠。

备注　本方仅适用于单纯性肠梗阻，对于绞窄性肠梗阻、外疝嵌顿性肠梗阻、先天畸形及肿瘤所致之肠梗阻，以及病程久、一般情况不良的单纯性肠梗阻均不适宜，应及时给予手术或其他方法治疗。

大黄牡丹汤《金匮要略》

趣记　大黄牡丹陶冬笑，阑尾发炎不开刀。
对照　<u>大黄牡丹桃冬硝</u>　○○○○○○○
组成与用法　大黄 12 克，牡丹皮 3 克，桃仁 9 克，冬瓜子 30 克，芒硝 9 克。水煎，去渣，纳芒硝，再煎沸，顿服之。

功效　泻热破瘀，散结消肿。

主治　肠痈初起。症见右下腹疼痛拒按，或右足善屈而不伸，伸则痛甚，甚则局部肿痞，或时时发热，自汗恶寒，舌苔薄腻而黄，脉滑数。

方歌　金匮大黄牡丹汤，桃仁瓜子芒硝囊；
　　　　　肠痈初起腹按痛，苔黄脉数服之康。

备注　肠痈溃后以及老人、孕妇、产后，均应忌用。

清肠饮《辨证录》

趣记　清场地遇干亲，当选一人卖金银。

对照　清肠地榆甘芩　当玄薏仁麦金银

组成与用法　地榆30克，生甘草10克，黄芩6克，当归60克，玄参30克，薏仁15克，麦冬30克，金银花90克。水煎服。

功效　活血解毒，滋阴泻火。

主治　大肠痈。

方歌　清肠饮用金银花，芩榆玄参薏仁加，
　　　　　还须当归麦冬草，医治肠痈效堪夸。

阑尾化瘀汤 《新急腹症学》

趣记　掏香烟炼黄金丹。

对照　桃香延楝黄金丹

组成与用法　大黄、丹皮、桃仁、延胡索、木香各 9 克，金银花、川楝子各 15 克。水煎服。

功效　行气活血，清热解毒。

主治　急性阑尾炎瘀滞型。症见发热不高，脘腹胀闷，嗳气纳减，恶心反胃，腹痛，绕脐作痛，或痛有定处，拒按或有肿块，大便秘结，小便黄，苔白腻，脉弦紧或涩或细。

方歌　急性阑尾化瘀汤，银桃丹皮生大黄；
　　　　木香川楝延胡索，阑尾瘀滞化滞强。

阑尾清化汤 《新急腹症学》

趣记　吃葡萄干炼黄金丹。

对照　赤蒲桃甘楝黄金丹

组成与用法　大黄、丹皮各 15 克，桃仁、川楝子、甘草各9克，赤芍12克，金银花、蒲公英各30克。水煎服。

功效　清热解毒，行气活血。

主治　急性阑尾炎蕴热期。症见发热，午后较甚，口干渴，腹满重，食欲不佳，便秘，尿黄赤。

方歌　急性阑尾清化汤，银桃丹皮生大黄；
　　　　　赤芍川楝公英草，阑尾蕴热退热强。

阑尾清解汤《新急腹症学》

趣记　香草铺寡人炼黄金丹。

对照　香草蒲瓜仁楝黄金丹

组成与用法　大黄25克，丹皮15克，冬瓜仁、蒲公英各30克，金银花60克，川楝子、甘草各9克，木香6克。水煎服。

功效　清热解毒，攻下散结，行气活血。

主治　急性阑尾炎热毒期。症见发热恶寒或不恶寒，口干渴，面红目赤，唇干舌燥，呕恶不能食，腹胀痛拒按，大便秘结，小便赤涩或尿痛，舌红绛，苔黄腻或黄燥，脉洪大滑数或弦数。

方歌　急性阑尾清解汤，银瓜丹皮生大黄；
　　　　木香川楝公英草，阑尾热毒解毒强。

大陷胸汤《伤寒论》

趣记　大献兄：该谁大忙？

对照　<u>大陷胸</u>　甘遂大芒

组成与用法　大黄10克，芒硝10克，甘遂1克。水煎，溶芒硝，冲甘遂末服。

功效　泻热逐水。

主治　结胸证。症见从心下至少腹硬满而痛不可近，大便秘结，日晡小有潮热，或短气躁烦，舌上燥而渴，脉沉紧，按之有力。

方歌　大陷胸汤用硝黄，甘遂为末共成方；
　　　　专治热实结胸证，泻热逐水效非常。

备注　平素体虚或病后，不任攻伐者禁用。

第二节 温下

大黄附子汤《金匮要略》

趣记 大夫细心。

对照 大附细辛

组成与用法 大黄9克，炮附子12克，细辛3克。水煎服。

功效 温阳散寒，通便止痛。

主治 寒实积聚，症见腹痛便秘，恶寒肢冷，胁下偏痛，发热，舌苔白腻，脉沉弦紧。

方歌 大黄附子细辛汤，胁下寒凝疝痛方；
　　　　冷积内结成实证，温下寒实可复康。

备注 实热证引起的发热便秘，不宜服用。

温脾汤《备急千金要方》

趣记 温脾大夫甘当小匠人。

对照 温脾大附甘当硝姜人

组成与用法 大黄 15 克，当归、干姜各 9 克，附子、人参、芒硝、甘草各 6 克。水煎服。

功效 攻下寒积，温补脾阳。

主治 脾阳不足，寒积腹痛。症见便秘腹痛，脐下绞结，绕脐不止，或久利赤白，手足不温，苔白不渴，脉沉弦而迟。

方歌 温脾参附与干姜，甘草当归硝大黄；

　　　　寒热并行治寒积，脐腹绞结疗效强。

备注 实热便秘与湿热泻痢者禁用。

第三节　润下

麻子仁丸《伤寒论》

趣记 麻子是皇后，扫兴。

对照 麻子实黄厚　芍杏

组成与用法 麻子仁 500 克，芍药 250 克，炙枳实 250 克，大黄 500 克，炙厚朴 250 克，杏仁 250 克。上为末，炼蜜为丸，每次

9 克，每日 1～2 次，温开水送服；也可作汤剂水煎服，用量按原方比例酌减。

功效　润肠泄热，行气通便。

主治　脾约证。肠胃燥热，津液不足，大便干结，小便频数。

方歌　麻子仁丸枳朴黄，更加杏芍蜜丸尝；
　　　　润肠通便治热燥，缓下之中力颇强。

备注　老弱、孕妇及血少阴亏而致便秘者，不宜用。

五仁丸《世医得效方》

趣记　百姓给陈涛送礼。

对照　柏杏〇陈桃松李

组成与用法　桃仁 15 克，炒杏仁 30 克，柏子仁 15 克，松子仁 5 克，郁李仁 3 克，陈皮 15 克。将五仁别研为膏，陈皮为末，炼蜜为丸，每取 9 克，温开水送下。

功效　润肠通便。

主治　津枯肠燥便秘。症见大便干燥，艰涩难出，以及年老或产后血虚便秘，舌燥少津，脉细涩。

方歌　五仁柏仁杏仁桃，松仁陈皮郁李饶；
　　　　炼蜜为丸米饮服，润肠通便此方效。

备注　孕妇慎用本方。

济川煎《景岳全书》

趣记　济川从容牺牲，当再谢之。

对照　济川苁蓉膝升　当泽泻枳

组成与用法　当归9～15克，牛膝6克，肉苁蓉6～9克，泽泻4.5克，升麻1.5～3克，枳壳3克。水煎，饭前服。

功效　温肾益精，润肠通便。

主治　老年肾虚。症见大便秘结，小便清长，头目眩晕，腰膝酸软，舌淡苔白，脉沉迟。

方歌　济川归膝肉苁蓉，泽泻升麻枳壳从；
　　　　阴虚血弱肠中燥，滋阴养血便自通。

备注　凡热邪伤津及阴虚者忌用本方。

第四节　逐水

十枣汤《伤寒论》

趣记　妲己愿找谁?

对照　大戟芫枣遂

趣记　拾枣大姐愿找谁?

对照　十枣大戟芫枣遂

组成与用法　芫花、甘遂、大戟各等分为末,或装入胶囊,每取 0.5～1 克,每日清晨空腹以大枣 10 枚煎汤送服,得快下利后,糜粥自养。

功效　攻逐水饮。

主治　①悬饮,胁下有水气。症见咳唾胸胁引痛,心下痞硬,干呕短气,头痛目眩,或胸背掣痛不得息,舌苔滑,脉沉弦。②水肿。症见全身悉肿,或以下半身为重,腹胀喘满,二便不利。

方歌　十枣逐水效堪夸,大戟甘遂与芫花;

悬饮内停胸胁痛，大腹肿满用无差。

备注 体虚及孕妇忌用。

控涎丹《三因极一病证方论》

趣记 江姐几岁？

对照 姜芥戟遂

组成与用法 甘遂、大戟、白芥子各等分为末，水泛为丸，如绿豆大，每取 2～3 克，晨起以淡姜汤或白水送服。

功效 祛痰逐饮。

主治 痰饮伏在胸膈上下。症见忽然胸背、手脚、颈项、股胯隐痛不可忍，筋骨牵引钓痛，坐卧不宁，或手足冷痹，或头痛，或昏倦多睡，或饮食无味，痰唾稠黏，夜间喉中痰鸣如锯，多流唾涎等。

方歌 控涎丹是三因方，甘遂大戟白芥姜；
祛痰逐饮消水患，邪犯胸腹此方良。

备注 体弱慎用，孕妇忌用本方。

第五节　攻补兼施

黄龙汤《伤寒六书》

趣记　黄龙将军指示赶忙找匠人补姐柜。

对照　<u>黄龙</u>将军枳实甘芒枣姜人朴桔归

组成与用法　大黄（即将军）9 克，芒硝12 克，枳实 6 克，厚朴 3 克，甘草 3 克，人参 6 克，当归 9 克，桔梗 3 克，生姜 3片，大枣 2 枚。水煎服。

功效　攻下通便，益气养血。

主治　阳明腑实，气血不足证。症见自利清水，或大便秘结，脘腹胀满，腹痛拒按，身热口渴，神倦少气，谵语甚或循衣撮空，神昏肢厥，舌苔焦黄或焦黑，脉虚。

方歌　黄龙汤枳朴硝黄，参归甘桔枣生姜；
　　　　　阳明腑实气血弱，攻补兼施效力强。

新加黄龙汤《温病条辨》

趣记　新嫁黄龙归大海，小人选地卖炒姜。

对照　<u>新加黄龙归大海</u>　硝人玄地麦草姜

组成与用法　细生地 15 克，生甘草 6 克，人参（另煎）4.5 克，生大黄 9 克，芒硝 3 克，玄参 15 克，麦冬 15 克，当归 4.5 克，海参 2 条，姜汁 6 匙。水煎冲参汁、姜汁顿服，便通止后服。

功效　滋阴益气，泄热通便。

主治　热结里实，气阴不足。症见大便秘结，胸中胀满而硬，神疲少气，口干咽燥，唇裂舌焦，苔焦黄或焦黑燥裂。

方歌　新加黄龙草硝黄，<u>参</u>归麦地玄海姜；
　　　　滋阴养液补气血，正虚便秘此方良。

第三章　和解剂

第一节　和解少阳

小柴胡汤《伤寒论》

趣记　小柴找曹琴，生姜拌虾仁。

对照　小柴枣草芩　生姜半夏人

组成与用法　柴胡24克，黄芩9克，人参9克，炙甘草9克，半夏9克，生姜9克，大枣4枚。水煎服。

功效　和解少阳。

主治　①伤寒少阳证。症见往来寒热，胸胁苦满，默默不欲饮食，心烦喜呕，口苦，咽干，目眩，舌苔薄白，脉弦者。②妇人伤寒，热入血室。症见经水适断，寒热发作有时。③疟疾、黄疸等病而见少阳证者。

方歌　小柴胡汤和解供，半夏人参甘草从；

　　　　　更加黄芩加姜枣，少阳百病此为宗。

备注　上盛下虚或肝火偏盛者，应慎用或禁用本方。平素阴虚吐血或有肝阳上亢者，亦不宜用。

柴胡枳桔汤《重订通俗伤寒论》

趣记　黄芩将陈茶下自己壶里。

对照　黄芩姜陈茶夏枳桔胡○

组成与用法　川柴胡 3～4.5 克，枳壳 4.5 克，姜半夏 4.5 克，鲜生姜 3 克，黄芩 3～4.5 克，桔梗 3 克，陈皮 4.5 克，雨前茶 3 克。水煎服。

功效　和解透表，畅利胸膈。

主治　往来寒热，两头角痛，耳聋目眩，胸胁满痛，舌苔白滑，脉右弦滑，左弦而浮大。

方歌　柴胡枳桔陈皮茶，黄芩生姜与半夏；

　　　　　邪郁膜理胸满痛，辛开苦泄此方佳。

大柴胡汤《金匮要略》

趣记 打柴虎，将黄琴找来至少打半下。

对照 <u>大柴胡</u> 姜黄芩枣〇枳芍大半夏

组成与用法 柴胡 15 克，黄芩 9 克，芍药 9 克，半夏 9 克，炙枳实 9 克，大黄 6 克，生姜 15 克，大枣 5 枚。水煎温服。

功效 和解少阳，内泻热结。

主治 少阳阳明合病。症见往来寒热，胸胁苦满，呕不止，郁郁微烦，心下痞硬，或心下满痛，大便不解或下利，舌苔黄，脉弦数者。

方歌 大柴胡汤用大黄，枳芩夏芍枣生姜；
少阳阳明同合病，和解攻里效无双。

厚朴七物汤《金匮要略》

趣记 贵侄只是不敢找川军将。

对照 桂枝枳实朴甘枣川军姜

组成与用法 厚朴 24 克，甘草 9 克，大黄（即川军）9 克，枳实 12 克，桂枝 6 克，大枣 4 枚，生姜 15 克。水煎服。

功效　解肌发表，行气通便。

主治　外感表证未罢，里实已成。症见腹满，发热，大便不畅，脉浮而数。

方歌　金匮厚朴七物汤，桂枝姜枣及大黄；
　　　　　枳实甘草治腹满，便秘速投莫彷徨。

蒿芩清胆汤《重订通俗伤寒论》

趣记　令亲侄陈茹夏带好花草。

对照　芩芩枳陈茹夏黛蒿滑草

组成与用法　青蒿 4.5～6 克，淡竹茹 9 克，仙半夏 4.5 克，赤茯苓 9 克，黄芩 4.5～9 克，生枳壳 4.5 克，陈广皮 4.5 克，碧玉散（滑石、甘草、青黛）（包）9 克。水煎服。

功效　清胆利湿，和胃化痰。

主治　少阳湿热证。症见寒热如疟，寒轻热重，口苦胸闷，吐酸苦水，或呕黄黏涎。甚则干呕呃逆，胸胁胀痛，小便黄少，舌红苔白腻，间现杂色，脉数而右滑左弦。

方歌　蒿芩清胆竹茹黛，陈夏枳草滑苓派；

清胆和胃药十味，寒热呕恶不再来。

达原饮《瘟疫论》

趣记 曹操收兵，皇亲不知。

对照 草草芍槟　黄芩朴知

组成与用法 槟榔6克，厚朴3克，草果1.5克，知母3克，芍药3克，黄芩3克，甘草1.5克。水煎服。

功效 开达膜原，辟秽化浊。

主治 温疫或疟疾，邪伏膜原。症见憎寒壮热，或一日三次，或一日一次，发无定时，胸闷呕恶，头痛烦躁，脉弦数，舌边深红，舌苔白厚如积粉者。

方歌 达原饮中朴槟芩，白芍知甘草果仁；
　　　　邪伏膜原瘟疫疟，辟秽化浊此方珍。

柴胡达原饮《重订通俗伤寒论》

趣记 柴芩姐巧过河，不敢请郎。

对照 柴芩桔壳果荷　朴甘青槟

组成与用法 柴胡、生枳壳、川厚朴、青皮、黄芩各 5 克，炙甘草、草果各 2 克，苦桔梗 3 克，槟榔、荷叶梗各 6 克。水煎服。

功效 宣湿化痰，透达膜原。

主治 痰湿阻于膜原。症见胸膈痞满，心烦懊恼，头眩口腻，咳痰不爽，间日发疟，舌苔厚如积粉，扪之糙涩，脉弦而滑。

方歌 柴胡达原槟朴果，更加芩草枳壳和；
青皮桔梗荷叶柄，豁痰宽胸截疟疴。

清脾饮 《济生方》

趣记 父亲住后不炒菜，清拌虾酱果仁买。

对照 茯苓术厚朴草柴 青半夏姜果仁○

组成与用法 青皮、姜厚朴、白术、草果仁、柴胡、茯苓、黄芩、半夏、炙甘草各等分为末，每取 12 克，加姜 5 片，水煎，去渣温服；或作汤剂，水煎服。

功效 燥湿化痰，泄热清脾。

主治 疟疾热多寒少，口苦咽干，小便赤涩，脉弦数。

方歌 清脾饮用青朴柴，苓夏甘芩白术偕；

更加草果姜煎服，热多阳疟此方来。

第二节　调和肝脾

四逆散《伤寒论》

趣记　勺子炒菜。

对照　芍枳草柴

组成与用法　炙甘草6克，枳实6克，柴胡6克，芍药6克。水煎服。

功效　透邪解郁，疏肝理脾。

主治　①阳郁厥逆证。症见手足不温，或身微热，或咳，或悸，或小便不利，或腹痛，或泻利，脉弦。②肝脾不和证。症见胁肋胀闷，脘腹疼痛，脉弦等。

方歌　四逆散中有芍药，柴胡枳实甘草邀；
　　　　阳气受阻或厥冷，疏肝解郁脾胃调。

备注　肝血虚者不宜用；阳虚寒厥者禁用。

柴胡疏肝散 《医学统旨》

趣记 陈香穷只烧干柴。

对照 陈香芎枳芍甘柴

组成与用法 陈皮、柴胡各 6 克，川芎、香附、枳壳、芍药各 4.5 克，炙甘草 4.5 克。水煎，食前服。

功效 疏肝行气，活血止痛。

主治 肝气郁滞证。症见胁肋疼痛，或寒热往来，嗳气太息，脘腹胀满，脉弦。

方歌 柴胡疏肝枳香附，陈皮芍草川芎煮；
　　　　疏肝行气兼活血，胁肋疼痛皆能除。

枳实芍药散 《金匮要略》

趣记 （略）

组成与用法 枳实、芍药各等分研末为散，每取 10 克，水调送服。

功效 行气和血，缓急止痛。

主治 产后腹痛，烦满不得卧，并主痈脓。

方歌 （略）

逍遥散 《太平惠民和剂局方》

趣记 主妇敢将薄荷当柴烧。

对照 术茯甘姜薄荷当柴芍

组成与用法 甘草15克，当归、茯苓、芍药、白术、柴胡各30克。上为粗末，每取6克，加煨生姜、薄荷少许，水煎温服。亦可作汤剂，水煎服，用量按原方比例酌减。

功效 疏肝解郁，养血健脾。

主治 肝郁血虚脾弱证。症见两胁作痛，头痛目眩，口燥咽干，神疲食少，寒热往来，月经不调，乳房胀痛，脉弦而虚者。

方歌 逍遥散用芍归柴，苓术甘草姜薄偕；

　　　　疏肝养血兼理脾，丹栀加入热能排。

备注 偏脾虚湿盛者，不宜服用。

加味逍遥散 《内科摘要》

趣记 参考"逍遥散"条。

组成与用法 当归、芍药、茯苓、炒白术、柴胡各6克，牡丹皮、炒山栀、炙甘草各3

克。水煎服。

功效 养血健脾，疏肝清热。

主治 肝郁血虚生热证。或烦热易怒，或自汗盗汗，或头痛目涩，或颊赤口干，或月经不调，少腹胀痛，或小便涩痛，舌红苔薄黄，脉弦虚数。

方歌 见"逍遥散"条。

黑逍遥散《医略六书·女科指要》

趣记 参考"逍遥散"条。

组成与用法 逍遥散加入生地或熟地组成，为散剂或作汤剂服用。

功效 疏肝健脾，养血调经。

主治 肝脾血虚证。经前腹痛，脉弦虚。

方歌 见"逍遥散"条。

痛泻要方《丹溪心法》

趣记 臣烧住房。

对照 陈芍术防

组成与用法 炒白术 90 克，炒白芍药 60

克，炒陈皮 45 克，防风 30 克。水煎服。

功效　补脾柔肝，祛湿止泻。

主治　痛泻。症见肠鸣腹痛，泄泻，泻必腹痛，舌苔薄白，脉两关不调，弦而缓者。

方歌　痛泻要方用陈皮，术芍防风共成剂；

　　　　　肠鸣泄泻腹又痛，治在泻肝与实脾。

第三节　调和肠胃

半夏泻心汤《伤寒论》

趣记　半夏找人，蒋干练琴。

对照　半夏枣人　姜甘连芩

组成与用法　半夏 12 克，黄芩、干姜、人参各 9 克，黄连 3 克，炙甘草 9 克，大枣 4 枚。水煎服。

功效　寒热平调，散结除痞。

主治　寒热互结，胃气不和之痞证。症见心下痞满而不痛，干呕或呕吐，肠鸣下利，舌苔微黄而腻，脉弦数。

方歌　半夏泻心配连芩，干姜甘草与人参；
大枣合之治虚痞，法在降阳而和阴；
生姜泻心加生姜，干姜减量煎水饮；
水热互结心下硬，和胃消痞水气分；
甘草泻心重加草，胃气虚弱心烦闷；
痞硬满呕下利重，补中消痞此方珍。

备注　因气滞或食积所致心下痞满者不宜使用。

生姜泻心汤《伤寒论》

趣记　参考"半夏泻心汤"条。

组成与用法　生姜12克，炙甘草9克，人参9克，干姜3克，黄芩9克，半夏9克，黄连3克，大枣4枚。水煎服。

功效　和胃消痞，宣散水气。

主治　水热互结痞证。症见心下痞硬，干噫食臭，腹中雷鸣，下利等。

方歌　见"半夏泻心汤"条。

甘草泻心汤 《伤寒论》

趣记 参考"半夏泻心汤"条。

组成与用法 甘草 12 克，黄芩、人参、干姜各 9 克，黄连 3 克，半夏 9 克，大枣 4 枚。水煎服。

功效 和胃补中，降逆消痞。

主治 胃气虚弱痞证。症见下利日数十行，谷不化，腹中雷鸣，心下痞硬而满，干呕，心烦不得安。

方歌 见"半夏泻心汤"条。

黄连汤 《伤寒论》

趣记 干姜拌大枣，黄连贵人炒。

对照 干姜半大枣　黄连桂人草

组成与用法 黄连、炙甘草、干姜、桂枝各 9 克，人参 6 克，半夏 9 克，大枣 4 枚。水煎服。

功效 寒热平调，和胃降逆。

主治 上热下寒证。胸中有热，胃中有邪气（寒），胸中烦闷，欲呕吐，腹中痛，或肠鸣泄泻，舌苔白滑，脉弦。

方歌　黄连汤证上焦热，中寒腹痛欲呕哕；
　　　　参夏桂草枣干姜，清热散寒治吐泻。

第四章　清热剂

第一节　清气分热

白虎汤《伤寒论》

趣记　白虎知母食炒米。

对照　白虎知母石草米

组成与用法　石膏 50 克，知母 18 克，甘草 6 克，粳米 9 克。上药加水煎至米熟汤成，去渣温服。

功效　清热生津。

主治　阳明气分热盛证。症见壮热面赤，烦渴引饮，汗出恶热，脉洪大有力或滑数。

方歌　白虎汤清气分热，石膏知母草米协；

　　　　热渴汗出兼气虚，白虎加参最贴切；

　　　　身热欲呕骨节痛，加入桂枝通关节；

　　湿温身重汗出多，若加苍术湿热灭。

备注　表证未解的无汗发热，口不渴，脉浮细或沉者；血虚发热，脉洪不胜重按者；真寒假热的阴盛格阳证等，均不可误用。

白虎加人参汤 《伤寒论》

趣记　参考"白虎汤"条。
组成与用法　由"白虎汤"加人参 10 克而成。水煎服。
功效　清热，益气，生津。
主治　汗吐下后，里热炽盛，而见四大症者；白虎汤证见有背微恶寒，或饮不解渴，或脉浮大无力，以及暑热病见有身热而渴，汗多，属气津两伤者。
方歌　见"白虎汤"条。

白虎加桂枝汤 《金匮要略》

趣记　参考"白虎汤"条。
组成与用法　由"白虎汤"加桂枝 5～9 克而成。水煎服。

功效 清热，通络，和营卫。

主治 温疟。其脉如平，身无寒但热，骨节疼烦，时呕。风湿热痹，症见壮热，气粗烦躁，关节肿痛，口渴苔白，脉弦数。

方歌 见"白虎汤"条。

白虎加苍术汤 《类证活人书》

趣记 参考"白虎汤"条。

组成与用法 由"白虎汤"加苍术9克而成。水煎服。

功效 清热祛湿。

主治 湿温病。头重如裹，烦热胸闷，汗多，口渴不引饮，舌红苔白腻。以及风湿热痹，关节肿痛等。

方歌 见"白虎汤"条。

竹叶石膏汤 《伤寒论》

趣记 厦门人煮食干净米。

对照 夏门人竹石甘粳米

趣记 石主任买炒虾米。

对照 石竹人麦草夏米

组成与用法 竹叶 6 克，石膏 50 克，半夏 9 克，麦门冬 20 克，人参 6 克，甘草 6 克，粳米 10 克。水煎，去渣，纳粳米，煮米熟，汤成去米，每日 3 次，温服。

功效 清热生津，益气和胃。

主治 伤寒、温病、暑病余热未清，气津两伤证。症见身热汗出，心烦，欲呕，口干喜饮，或虚烦不寐，舌质红而干，苔少，脉虚数。

方歌 竹叶石膏汤人参，麦冬半夏甘草临；
　　　　再加粳米同煎服，清热益气养阴津。

第二节　清营凉血

清营汤 《温病条辨》

趣记 银巧经营，东西单元连地租。

对照 银翘清营　冬犀丹元连地竹

组成与用法 犀角（水牛角代）30 克，生地黄 15 克，玄参（即元参）9 克，竹叶心 3 克，麦冬 9 克，丹参 6 克，黄连 5 克，银花 9 克，连翘 6 克。水煎服。

功效 清营解毒，透热养阴。

主治 热邪传营证。症见身热夜甚，神烦不眠，时有谵语，目常喜开或喜闭，口渴或不渴，斑疹隐隐，脉细数，舌绛而干。

方歌 清营汤是鞠通方，热入心包营血伤；

　　　　角地银翘玄连竹，丹麦清热佐之良。

备注 苔白滑者忌用本方。

清宫汤《温病条辨》

趣记 清宫选连巧卖莲子稀粥。

对照 清宫玄连翘麦莲子犀竹

趣记 董巧莲选主席。

对照 冬翘莲玄竹犀

组成与用法 玄参心 9 克，莲子心 2 克，竹叶卷心 6 克，连翘心 6 克，犀角（水牛角代）30 克，连心麦冬 9 克。水煎服。

功效 清心解毒，养阴生津。

主治　温病误汗，液伤邪陷，心包受邪。症见发热，神昏谵语。

方歌　清宫汤中用牛角，玄参麦冬用心好；
　　　　　连翘竹叶莲子心，热陷心包功效高。

备注　若患者兼有汗多，气短，脉细无力；或见面色苍白，汗出淋漓，四肢厥冷，脉微细欲绝者，均不宜服用。

犀角地黄汤《小品方》录自《外台秘要》

趣记　墓地稀少。

对照　牡地犀芍

组成与用法　犀角（水牛角代）30 克，生地 24 克，芍药 12 克，牡丹皮 9 克。水煎服。

功效　清热解毒，凉血散瘀。

主治　①热扰心营入血分。症见身热，昏狂谵语，斑色紫黑，舌绛起刺，脉细数。②蓄血留瘀。症见善忘如狂，漱水不欲咽，胸中烦痛，自觉腹满，大便色黑易解等。③热伤血络。症见吐血、衄血、便血、尿血等，舌红绛，脉数。

方歌　犀角地黄芍药丹，血热妄行吐衄斑；

　　　　蓄血发狂舌质绛，凉血散瘀病可痊。

备注　阳虚失血或脾不统血之出血证，不宜服用。

神犀丹 《温热经纬》引叶天士方

趣记　银花勤洗脚，金枝常扑粉，紫巧弟愿吃板蓝根。

对照　银花芩犀角　金汁菖蒲粉　紫翘地元豉板蓝根

组成与用法　犀角（水牛角代）1800 克，石菖蒲、黄芩各 180 克，真怀生地（绞汁）、银花各 500 克，金汁（现多不用）、连翘各 300 克，板蓝根 270 克，香豉 240 克，玄参（即元参）210 克，天花粉、紫草各 120 克。上药各生晒研细，以犀角汁、地黄汁、金汁和捣为丸，每服 3 克，每日 2 次，凉开水化服，小儿减半。

功效　清热开窍，凉血解毒。

主治 温热暑疫,邪入营血,热深毒重,耗液伤阴。症见高热昏谵,斑疹色紫,口糜咽烂,目赤烦躁,舌质紫绛等。

方歌 神犀丹中犀玄参,芩蒲地银板蓝根;
翘豉金汁天花粉,紫草合治热毒深。

化斑汤 《温病条辨》

趣记 花瓣炒粳米,玄母细嚼食。

对照 化斑草粳米 玄母犀角石

组成与用法 石膏30克,知母12克,生甘草10克,玄参10克,犀角(水牛角代)60克,白粳米9克。水煎服。

功效 清气凉血。

主治 气血均热。症见高热,或身热夜甚,发斑,谵语,口渴,舌绛苔黄,脉数。

方歌 化斑汤用生石膏,犀玄知母与甘草;
加入粳米熬成汤,清热凉血功效高。

第三节　清热解毒

黄连解毒汤《外台秘要》引崔氏方

趣记　黄连伯执勤。

对照　黄连柏栀芩

组成与用法　黄连 9 克，黄芩、黄柏各 6 克，栀子 9 克。水煎服。

功效　泻火解毒。

主治　一切实热大毒，三焦热盛之证。症见大热狂躁，口干咽燥，错语，不眠；或热病吐血，衄血；或热甚发斑，身热下利，湿热黄疸；外科痈疽疔毒，小便黄赤，舌红苔黄，脉数有力。

方歌　黄连解毒汤四味，黄芩黄柏栀子备；
　　　　躁狂大热呕不眠，吐衄斑黄均可为。

备注　热伤阴液舌质光绛者，不宜使用。

泻心汤 《金匮要略》

趣记　谢新大练琴。

对照　泻心大连芩

组成与用法　大黄6克，黄连3克，黄芩3克。水煎顿服。

功效　泻火消痞。

主治　邪火内炽，迫血妄行，而见吐血，衄血；或湿热内蕴而成黄疸，胸痞烦热；或积热上冲而致目赤且肿，口舌生疮；或外科疮疡，而见心胸烦热，大便干结等。

方歌　泻心大黄与连芩，出血黄疸此方珍。

栀子金花汤 《医宗金鉴》

趣记　参考"黄连解毒汤"条。

组成与用法　黄连解毒汤加大黄。水煎服。

功效　泻火解毒。

主治　黄连解毒汤证兼大便秘结者，也治阳证之疮、痈、疔、疖。

方歌　栀子金花用黄连，黄芩黄柏大黄添；

　　　　三焦实热大毒盛，疮痈便结服之安。

清瘟败毒饮《疫疹一得》

趣记　选志高桥西炼丹，母亲耕地烧竹竿。

对照　玄栀膏翘犀连丹　母芩梗地芍竹甘

组成与用法　大剂量：生石膏 180～240 克，小生地 18～30 克，乌犀角（水牛角代）18～24 克，真川连 12～18 克；中剂量：生石膏 60～120 克，小生地 9～15 克，乌犀角（水牛角代）9～15 克，真川连 6～12 克；小剂量：生石膏 24～36 克，小生地 6～12 克，乌犀角（水牛角代）6～12 克，真川连 3～4.5 克。另加栀子 6 克，桔梗 3 克，黄芩、知母、赤芍、玄参、连翘各 6 克，甘草 3 克，丹皮 6 克，鲜竹叶 3 克。先煮石膏，后下诸药。

功效　清热解毒，凉血泻火。

主治　瘟疫热毒，充斥内外，气血两燔。症见大热烦躁，头痛如劈，渴饮干呕，昏狂谵语，视物昏瞀，或发斑吐衄，四肢或抽搐，或厥逆，舌绛唇焦，脉沉数，或沉细而数，或浮大而数。

方歌　清瘟败毒石知母，犀地玄参丹芍伍；
　　　　芩翘栀连桔草竹，凉血救阴清热毒。

备注　非热毒实火之证，不宜使用本方；素体阳虚，脾胃虚寒者，慎用。

凉膈散《太平惠民和剂局方》

趣记　竹竿支帘，皇甫谥拔琴。

对照　竹甘栀连　黄朴蜜薄芩

组成与用法　川大黄、朴硝、炙甘草各600克，山栀子仁、薄荷、黄芩各300克，连翘1250克。上药共为粗末，每取6～12克，加竹叶3克，蜜少许，水煎服。亦可作汤剂，用量按原方比例酌减。

功效　泻火通便，清上泻下。

主治　上中二焦邪郁生热，胸膈热聚。症见身热口渴，面赤唇焦，胸膈烦热，口舌生疮，或咽痛吐衄，便秘溲赤，或大便不畅，舌红苔黄，脉滑数。

方歌　凉膈硝黄栀子翘，黄芩甘草薄荷饶；

竹叶蜜煎疗膈上，中焦燥实服之消。

普济消毒饮《东垣试效方》

趣记　陈胜秦连结合，板桥选虎将赶牛马。

对照　陈升芩连桔荷　板翘玄胡僵甘牛马

组成与用法　酒黄芩、酒黄连各 15 克，陈皮、生甘草、玄参、柴胡、桔梗各 6 克，连翘、板蓝根、马勃、牛蒡子、薄荷各 3 克，僵蚕、升麻各 2 克。水煎服。

功效　疏风散邪，清热解毒。

主治　大头瘟。风热疫毒之邪，壅于上焦，发于头面，恶寒发热，头面红肿焮痛，目不能开，咽喉不利，舌燥口渴，舌红苔黄，脉数有力。

方歌　普济消毒大头瘟，芩连甘桔蒡玄参；

升柴马勃连翘陈，僵蚕薄荷板蓝根。

仙方活命饮 《校注妇人良方》

趣记 仙芳当家造房，金银没少花，陈母只敢想。

对照 仙方当甲皂防　金银没芍花　陈母芷甘香

组成与用法 白芷 3 克，贝母、防风、赤芍药、当归尾、甘草节、炒皂角刺、炙穿山甲、天花粉、乳香、没药各 6 克，金银花、陈皮各 9 克。用酒水各半或水煎服。

功效 清热解毒，消肿溃坚，活血止痛。

主治 痈疡肿毒初起，热毒壅聚，气滞血瘀。症见红肿焮痛，或身热凛寒，苔薄白或黄，脉数有力。

方歌 仙方活命金银花，防芷归陈草芍加；
　　　　贝母花粉兼乳没，穿山角刺酒煎佳；
　　　　一切痈毒能溃散，溃后忌服用勿差。

备注 阴证疮疡忌服本方；脾胃虚寒，气血不足患者须慎用；疮疡已溃亦不宜使用。

五味消毒饮 《医宗金鉴》

趣记　金银铺天地也。

对照　金银蒲天地野

组成与用法　金银花20克，野菊花、蒲公英、紫花地丁、紫背天葵子各15克。水煎，加酒1～2匙和服，药渣捣烂可敷于患部。

功效　清热解毒，消散疔疮。

主治　火毒结聚的痈疮疔肿。症见初起局部红肿热痛或发热恶寒，各种疔毒，疮形如粟，坚硬根深，状如铁钉，舌红，苔黄，脉数。

方歌　五味消毒疗诸疗，银花野菊蒲公英；
　　　　　紫花地丁天葵子，煎加酒服效非轻。

备注　脾胃虚弱，大便溏薄者慎用本方；阴疽肿痛者忌用。

四妙勇安汤 《验方新编》

趣记　金花当干婶。

对照　金花当甘参

组成与用法　金银花、玄参各 90 克，当归 60 克，甘草 30 克。水煎服。

功效　清热解毒，活血止痛。

主治　脱疽。热毒炽盛，症见患肢局部暗红热肿，溃烂腐臭，脓水淋漓，疼痛剧烈，或见烦热口渴，舌红脉数。

方歌　四妙勇安用当归，玄参银花甘草随；
　　　　清热解毒兼活血，脉管炎症此方魁。

第四节　清脏腑热

导赤散《小儿药证直诀》

趣记　牧童住草地。

对照　木通竹草地

组成与用法　生地黄、木通、生甘草梢各 6 克。上药为末，每取 9 克，入竹叶，水煎，食后温服。

功效　清心利水养阴。

主治　心经热盛证。症见心胸烦热，面色

红赤，渴欲冷饮，以及口舌生疮；或心移
热于小肠，症见小便短赤涩痛，舌红，
脉数。

方歌 导赤生地与木通，草梢竹叶四般攻；
口糜淋痛小肠火，引热同归小便中。

清心莲子饮 《太平惠民和剂局方》

趣记 黄琴雇人骑车，零卖干莲子。

对照 黄芩骨人芪车 苓麦甘莲子

组成与用法 黄芩、麦冬、地骨皮、车前
子、炙甘草各 15 克，石莲肉、白茯苓、黄
芪（蜜炙）、人参各 22.5 克。上为末，每
取 10 克，水煎服。

功效 清心火，益气阴，止淋浊。

主治 心火偏旺，气阴两虚，湿热下注证。
症见遗精淋浊，尿赤涩痛，带下赤白，遇
劳则发。或肾阴不足。症见口舌干燥，烦
躁发热。

方歌 清心莲子芩麦冬，地骨车前参芪共；
再加甘草白茯苓，清心降火效力宏。

龙胆泻肝汤《医方集解》

趣记 乾隆帝当亲自卸干木柴。

对照 前龙地当芩栀泻甘木柴

组成与用法 龙胆草6克，炒黄芩9克，栀子9克，泽泻12克，木通6克，车前子9克，当归3克，生地黄9克，柴胡6克，生甘草6克。水煎服。

功效 清泻肝胆实火，清利肝经湿热。

主治 ①肝胆实火上扰。症见头痛目赤，胁痛口苦，耳聋，耳肿，舌红苔黄，脉弦数有力等。②肝胆湿热下注证。症见阴肿，阴痒，囊痈，小便淋浊，或妇女湿热带下，舌红苔黄腻，脉弦数有力等。

方歌 龙胆泻肝栀芩柴，生地车前泽泻偕；
木通甘草当归合，肝经湿热力能排。

泻青丸《小儿药证直诀》

趣记 大黄龙之子挡住穿墙风。

对照 大黄龙栀子当竹川羌风

组成与用法 当归、龙脑（即龙胆草）、川芎、山栀子仁、川大黄、羌活、防风各3克。上药为末，炼蜜为丸，竹叶汤送服。

功效 清肝泻火。

主治 肝经郁热。症见目赤肿痛，烦躁易怒，夜卧不安，尿赤便秘，脉洪实，以及小儿易惊，热盛抽搐等。

方歌 泻青丸用龙脑栀，泻火下行大黄施；
　　　　羌防升散芎归养，火郁肝经此方宜。

备注 肝血不足，阴虚阳亢者，不宜服用本方。

当归龙荟丸《黄帝素问宣明方论》

趣记 当归龙会玩琴，大伯只带香香练。

对照 当归龙荟丸芩　大柏栀黛香香连

组成与用法 当归、龙胆草、栀子、黄连、黄柏、黄芩各30克，芦荟、青黛、大黄各15克，木香0.3克，麝香1.5克。上为末，水泛为丸，每取6克，每日2次，温开水送服。

功效 清泻肝胆实火。

主治 肝胆实火证。症见头晕目眩，神志不宁，谵语发狂，或大便秘结，小便赤涩。

方歌 当归龙荟用四黄，栀子木香与麝香；
和蜜为丸加青黛，肝胆实火清泻方。

左金丸《丹溪心法》

趣记 昨今玩链珠。

对照 左金丸连茱

组成与用法 黄连 180 克，吴茱萸 30 克。上药为末，水泛为丸，每取 2~3 克，开水吞服；亦可作汤剂，用量按原方比例酌定。

功效 清肝泻火，降逆止呕。

主治 肝火犯胃证。症见胁肋胀痛，嘈杂吞酸，呕吐口苦，脘痞嗳气，舌红苔黄，脉弦数。

方歌 左金黄连与吴萸，胁痛吞酸悉能医；
再加芍药名戊己，专治泻痢痛在脐；
香连相合治热痢，症现腹痛又里急。

备注 脾胃虚寒所致呕吐吞酸，脘胁疼痛者，不宜服用。

戊己丸 《太平惠民和剂局方》

趣记 烧鲢鱼。

对照 芍连萸

组成与用法 黄连、吴茱萸、白芍各10克。上为末，面糊为丸，每次6~9克，每日1~2次，白开水送服。

功效 疏肝理脾，清热和胃。

主治 肝脾不和。症见胃痛吞酸，腹痛泄泻，运化无力，以及热泻，热痢等。

方歌 见"左金丸"条。

香连丸 《太平惠民和剂局方》

趣记 （略）

组成与用法 黄连60克（用吴茱萸30克同炒令赤，去吴茱萸不用），木香130克。上为末，醋糊为丸，每取5克，饭饮吞服。

功效 清热化湿，行气化滞。

主治 湿热痢疾。症见脓血相兼，胸膈痞闷，腹痛，里急后重等。

方歌　见"左金丸"条。

备注　胃弱泄泻者忌用；孕妇慎服。

苇茎汤 《外台秘要》引《古今录验方》

趣记　魏京姨淘冬瓜子。

对照　苇茎薏桃冬瓜子

趣记　伟冬已逃。

对照　苇冬薏桃

组成与用法　苇茎 60 克，薏苡仁 30 克，冬瓜子 24 克，桃仁 9 克。水煎服。

功效　清肺化痰，逐瘀排脓。

主治　肺痈。症见身有微热，咳嗽痰多，甚则咳吐腥臭脓血，胸中隐隐作痛，肌肤甲错，舌红苔黄腻，脉滑数。

方歌　苇茎汤治肺痈方，桃仁薏苡冬瓜藏；
　　　　瘀热在肺成痈毒，逐瘀排脓体复康。

备注　孕妇慎用。

桔梗汤 《金匮要略方论》

趣记　（略）

组成与用法　桔梗30克，甘草60克。水煎温服。

功效　宣肺止咳，祛痰排脓。

主治　肺痈。咳而胸痛，振寒，脉数，咽干不渴，时出浊唾腥臭，久久吐脓如米粥。

方歌　桔梗汤是金匮方，加入甘草煮成汤；

　　　　肺痈咯出腥臭痰，服之脓痰全排光。

泻白散《小儿药证直诀》

趣记　谢白经商炒谷皮。

对照　泻白粳桑草骨皮

趣记　白骨精炒泻白散。

对照　白骨粳草泻白散

组成与用法　地骨皮、桑白皮各30克，炙甘草3克，粳米30克。水煎，食前服。

功效　清泻肺热，平喘止咳。

主治　肺热喘咳证。症见咳嗽，气急欲喘，皮肤蒸热，日晡尤甚，舌红苔黄，脉细数。

方歌　泻白散用桑白皮，地骨粳米甘草齐；

　　　　泻肺清热止咳嗽，伏火郁肺此方宜；

　　葶苈大枣亦泻肺，行水祛痰喘自息。

备注　外感风寒所致喘咳，或虚寒性咳嗽，均不宜服用。

葶苈大枣泻肺汤《金匮要略》

趣记　（略）

组成与用法　葶苈子（熬令色黄，捣丸如弹子大）9克，大枣4枚。先以水煎枣，去枣，入葶苈再煮，去渣顿服。

功效　泻肺行水，下气平喘。

主治　痰涎壅盛，咳喘胸满。

方歌　见"泻白散"条。

清胃散《脾胃论》

趣记　归弟脸蛋生麻子。

对照　归地连丹升麻〇

组成与用法　生地黄、当归身各6克，牡丹皮9克，黄连6克，升麻9克。水煎服。

功效　清胃凉血。

主治　胃有积热。症见牙痛牵引头脑，面

颊发热，其齿恶热喜冷，或牙龈溃烂，或
牙宣出血，或唇舌颊腮肿痛，或口气热臭，
口舌干燥，舌红苔黄，脉滑大而数。

方歌 清胃散用升麻连，当归生地牡丹全；
　　　　或加石膏清胃热，口疮吐衄与牙宣。

备注 若牙痛属风寒及肾虚火炎者不宜服
用本方。

泻黄散《小儿药证直诀》

趣记 谢黄拾草放山火。

对照 泻黄石草防山藿

组成与用法 藿香叶 21 克，山栀仁 3 克，
石膏 15 克，甘草 90 克，防风 120 克。同
蜜、酒微炒香，水煎服。

功效 泻脾胃伏火。

主治 脾胃伏火。症见口疮口臭，烦渴易
饥，口燥唇干，舌红脉数，以及因脾热弄
舌等。

方歌 泻黄甘草与防风，石膏栀子藿香充；
　　　　炒香蜜酒调和服，胃热口疮并见功。

备注 胃虚有热者，禁用本方；小儿先天不足，大脑发育不全，舌色淡白而弄舌者，也应禁用。

玉女煎 《景岳全书》

趣记 玉女麦地十只牛，清胃养阴不发愁。

对照 <u>玉女麦地石知牛</u>　○○○○○○○

组成与用法 石膏9～15克，熟地9～30克，麦冬6克，知母、牛膝各5克。水煎服。

功效 清胃热，滋肾阴。

主治 胃热阴虚证。症见烦热干渴，头痛，牙痛，齿松牙衄，舌红苔黄且干。亦治消渴，消谷善饥等。

方歌 玉女煎用熟地黄，膏知牛膝麦冬襄；
　　　　胃火阴虚相因病，牙痛齿枯宜煎尝。

备注 偏于阴津不足者，本方宜温服；偏于胃火有余者，则宜冷服。若患者大便溏泄时，不宜服用本方。

葛根黄芩黄连汤 《伤寒论》

趣记 （略）

组成与用法 葛根 15 克，炙甘草 6 克，黄芩 9 克，黄连 9 克。水煎服。

功效 解表清里。

主治 外感表证未解，热邪入里。症见身热，下痢臭秽，肛门灼热，胸脘烦热，口干作渴，喘而汗出，舌红苔黄，脉数或促。

方歌 葛根黄芩黄连汤，再加甘草共煎尝；
邪陷阳明成热痢，清里解表保安康。

备注 如下利而不发热，脉沉迟或微弱，病属虚寒者，不宜使用本方。

芍药汤 《素问病机气宜保命集》

趣记 邵耀当大官，想操练亲兵。

对照 芍药当大官，香草连芩槟

组成与用法 芍药 30 克，当归 15 克，黄连 15 克，槟榔、木香、炒甘草各 6 克，大黄 9 克，黄芩 15 克，官桂 5 克。上为末，每取

15 克，水煎，食后温服。

功效　清热燥湿，调气和血。

主治　湿热痢疾。症见腹痛，便脓血，赤白相兼，里急后重，肛门灼热，小便短赤，舌苔黄腻，脉弦数。

方歌　芍药汤中用大黄，芩连归桂槟草香；

　　　　清热燥湿调气血，里急腹痛自安康。

备注　痢疾初起有表证者、久痢及虚寒痢者，均不宜服用本方。

黄芩汤《伤寒论》

趣记　皇亲要赶早。

对照　黄芩药甘枣

组成与用法　黄芩、芍药各 9 克，炙甘草 3 克，大枣 4 枚。水煎服。

功效　清热止利，和中止痛。

主治　邪热入里，热泻热痢。症见身热口苦，腹痛下利，舌红苔黄，脉数。

方歌　黄芩汤为伤寒方，芍药甘草大枣藏；

　　　　湿热迫肠成下利，清热燥湿效力彰。

白头翁汤 《伤寒论》

趣记 白头翁怜秦伯。

对照 白头翁连秦柏

组成与用法 白头翁15克，黄柏12克，黄连6克，秦皮12克。水煎服。

功效 清热解毒，凉血止痢。

主治 热毒痢疾。症见腹痛，里急后重，肛门灼热，泻下脓血，赤多白少，渴欲饮水，舌红苔黄，脉弦数。

方歌 白头翁汤治热痢，黄连黄柏与秦皮；
　　　　再加甘草与阿胶，产后虚痢称良剂。

备注 虚痢及久痢者不宜用本方。

第五节　清虚热

青蒿鳖甲汤 《温病条辨》

趣记 贾母递清单。

对照 甲母地青丹

组成与用法 青蒿 6 克，鳖甲 15 克，细生地 12 克，知母 6 克，丹皮 9 克。水煎服。

功效 养阴透热。

主治 温病后期，阴液耗伤，邪伏阴分。症见夜热早凉，热退无汗，舌红苔少，脉细数。

方歌 青蒿鳖甲地知丹，热自阴来仔细辨；
夜热早凉无汗出，养阴透热服之安。

备注 温病初期，或邪在气分，或阴虚欲抽搐者，均不宜用本方。

清骨散《证治准绳》

趣记 知青浇草地，别胡踩。

对照 知青艽草地　鳖胡柴

组成与用法 银柴胡 5 克，胡黄连、秦艽、醋炙鳖甲、地骨皮、青蒿、知母各 3 克，甘草 2 克。水煎服。

功效 清虚热，退骨蒸。

主治 阴虚内热，虚劳骨蒸。症见午后或夜间潮热，或低热日久不退。形体消瘦，唇红颧赤，困倦盗汗，或口渴心烦，舌红少苔，脉细数等。

方歌 清骨散主银柴胡，胡连秦艽鳖甲辅；

地骨青蒿知母草，骨蒸劳热一并除。

备注 凡劳倦伤脾，阳气下陷阴中而发热者，不宜使用本方。

秦艽鳖甲散《卫生宝鉴》

趣记 请胡梅姑当亲家母。

对照 青胡梅骨当秦甲母

组成与用法 地骨皮、柴胡、炙鳖甲各 9 克，秦艽、知母、当归各 5 克。上为粗末，每取 15 克，青蒿 5 叶，乌梅 1 个，水煎服。

功效 滋阴养血，清热除蒸。

主治 风劳病。症见骨蒸盗汗，肌肉消瘦，唇红颊赤，午后潮热，咳嗽困倦，脉微数。

方歌 秦艽鳖甲治风劳，地骨柴胡及青蒿；

当归知母乌梅合，止嗽除蒸敛汗超。

当归六黄汤《兰室秘藏》

趣记 当归气三皇二帝。

对照 当归芪三黄二地

组成与用法 当归、黄芩、黄柏、黄连、生地黄、熟地黄各 6 克，黄芪 12 克（可另加麻黄根 9 克）。水煎服。

功效 滋阴泻火，固表止汗。

主治 阴虚有火。症见发热盗汗，面赤，心烦，口干唇燥，便结溲黄，舌红，脉数。

方歌 当归六黄二地黄，芩连芪柏共煎尝；
滋阴泻火兼顾表，阴虚火旺盗汗良。

备注 脾胃虚弱，纳减便溏者，不宜使用。

第五章　祛暑剂

清络饮 《温病条辨》

趣记　银丝河边洗翠衣，扁豆花开竹叶绿。

对照　银丝荷边西翠衣　扁豆花〇竹叶〇

组成与用法　鲜荷叶边、丝瓜皮、西瓜翠衣、鲜扁豆花、鲜竹叶心、鲜银花（即金银花）各6克。水煎服，亦可代茶饮。

功效　祛暑清热。

主治　暑热伤肺，邪在气分。症见身热口渴不甚，但头目不清，昏眩微胀，舌淡红，苔薄白。

方歌　清络饮用荷叶边，竹丝银扁翠衣添；
　　　　　鲜用清凉轻清剂，暑伤肺络服之痊。

香薷散 《太平惠民和剂局方》

趣记　普遍香。

对照 朴扁香

组成与用法 香薷 500 克，白扁豆、厚朴各 250 克。水煎或加米酒少量煎服，用量按原方比例酌减。

功效 祛暑解表，化湿和中。

主治 阴暑（即夏日乘凉饮冷，外感于寒，内伤于湿）。症见恶寒发热，无汗头痛，头重身倦，胸闷泛恶，或腹痛吐泻，舌苔白腻，脉浮者。

方歌 三物香薷豆朴先，散寒化湿功效兼；
若益银翘豆易花，新加香薷祛暑煎。

备注 伤暑，中暑发热汗出，心烦口渴者，不宜服用本方。

新加香薷饮 《温病条辨》

趣记 相如瞧银花剥扁豆。

对照 香薷翘银花朴扁豆

组成与用法 香薷 6 克，银花 9 克，鲜扁豆花 9 克，厚朴 6 克，连翘 6 克。水煎服。

功效 祛暑解表，清热化湿。

主治 感受暑邪，发热微恶寒，无汗头痛，心烦，口渴面赤，胸闷不舒，舌苔白腻，脉浮而数者。

方歌 见"香薷散"条。

六一散《黄帝素问宣明论方》

趣记 六姨散花草。

对照 <u>六一散滑草</u>

组成与用法 滑石 180 克，甘草 30 克。上为末，每取 9~18 克，每日 2~3 次，包煎，或温开水调服；或加入其他方药中煎服。

功效 清暑利湿。

主治 暑湿证。症见身热烦渴，小便不利，或呕吐泄泻。亦治三焦湿热，尿赤淋痛。

方歌 六一散用滑石草，清暑利湿此方饶；
   加入辰砂名益元，兼能镇心亦有效；
   或加青黛名碧玉，目赤咽痛俱可消；
   滑草薄荷鸡苏散，暑湿风热俱能疗。

备注 暑热伤阴，内无湿热，或小便清长者忌用本方。

益元散 《伤寒直格》

趣记 干啥花一元？

对照 甘砂滑益元

组成与用法 滑石 18 克，甘草 3 克，朱砂（即辰砂）0.9 克。共为细末，每取 6 克，灯心草若干，煎水调服。

功效 清心解暑，兼能安神。

主治 暑湿证兼见心悸怔忡，失眠多梦。

方歌 见"六一散"条。

碧玉散 《伤寒直格》

趣记 碧玉请戴花草。

对照 碧玉青黛滑草

组成与用法 滑石 18 克，甘草 3 克，青黛适量。共为细末，每次 9 ~ 12 克，每日 3 次，蜜少许，温水调服，或绢包水煎服。

功效 清解暑热。

主治 暑湿证兼有肝胆郁热者。症见目赤咽痛，或口舌生疮。

方歌 见"六一散"。

鸡苏散 《伤寒直格》

趣记 急速划漕河。

对照 鸡苏滑草荷

组成与用法 六一散（滑石与甘草的比例为6：1）、薄荷叶各7.5克。水煎服。

功效 疏风祛暑。

主治 暑湿证兼见微恶风寒，头痛头胀，咳嗽不爽者。

方歌 见"六一散"条。

桂苓甘露散 《黄帝素问宣明论方》

趣记 桂玲赶路，喊住高华赶猪仔。

对照 桂苓甘露 寒术膏滑甘猪泽

组成与用法 茯苓30克，炙甘草60克，白术15克，泽泻30克，官桂15克，石膏60克，寒水石60克，滑石120克，猪苓15克。水煎服，用量按原方比例酌减。

功效 清暑解热，化气利湿。

主治　暑湿证。症见头痛发热，烦渴引饮，小便不利，霍乱吐下，腹痛满闷。

方歌　桂苓甘露猪苓膏，术泽寒水滑石草；
　　　　祛暑清热又利湿，发热烦渴吐泻消。

清暑益气汤《温热经纬》

趣记　沈连卖炒米，师母喝稀粥。

对照　参连麦草米　石母荷西竹

组成与用法　西洋参5克，石斛15克，麦冬9克，黄连3克，竹叶6克，荷梗15克，知母6克，甘草3克，粳米15克，西瓜翠衣30克。水煎服。

功效　清暑益气，养阴生津。

主治　暑热气阴两伤证。症见身热自汗，心烦口渴，小便短赤，体倦少气，精神不振，脉虚数。

方歌　王氏清暑益气汤，善治中暑气阴伤；
　　　　洋参冬斛荷瓜翠，连竹知母甘粳襄。

备注　《温热经纬》为王孟英所著，故称为王氏清暑益气汤。暑热夹湿者不宜使用本方。

清暑益气汤《脾胃论》

趣记 当请陈哥去为黄伯买马骑，而住在深草里。

对照 当青陈葛曲味黄柏麦麻芪　二术泽参草○

组成与用法 黄芪、苍术各4.5克，升麻3克，人参、泽泻、炒曲、陈皮、白术各2克，麦门冬、当归身、炙甘草各2克，青皮1.5克，黄柏2克，葛根1.5克，五味子2克。水煎服。

功效 清暑益气，除湿健脾。

主治 平素气虚，又受暑湿。身热头痛，口渴心烦，乏力自汗，不思饮食，胸满身重，大便溏薄，小便短赤，苔腻脉虚。

方歌 李氏清暑益气汤，参芪归术加草苍；
升葛泽曲麦味合，青陈黄柏共成方。

备注 《脾胃论》为李杲所著，故称为李氏清暑益气汤。

第六章　温里剂

第一节　温中祛寒

理中丸《伤寒论》

趣记　李宗仁住潮江。

对照　<u>理中人术草姜</u>

趣记　姜婶煮草。

对照　姜参术草

组成与用法　人参、炙甘草、干姜、白术各90克。上共为末，炼蜜为丸，每次9克，每日2～3次，开水送服；或按原方比例酌定用量作汤剂，水煎服。

功效　温中祛寒，补气健脾。

主治　脾胃虚寒证。症见脘腹疼痛，喜温欲按，自利不渴，畏寒肢冷，呕吐，不欲饮食，舌淡苔白，脉沉细；或阳虚失血；
或小儿慢惊；或病后喜唾涎沫；或霍乱吐
泻；以及胸痹等中焦虚寒所致者。

方歌　理中丸主温中阳，人参甘草术干姜；
　　　　桂枝加入理中内，便为桂枝人参汤；
　　　　协热下利心下痞，温里解表两兼长；
　　　　呕哕腹痛阴寒盛，再加附子更扶阳；
　　　　如若阴寒特别重，桂附相加效更强。

备注　感冒发热，阴虚内热者忌用。

附子理中丸《太平惠民和剂局方》

趣记　参考"理中丸"条。

组成与用法　人参、白术、干姜、炙甘草、
炮黑附子各 90 克。上为细末，炼蜜为丸，
每取 6 克，饭前服，小儿减量。

功效　温阳祛寒，补气健脾。

主治　脾胃虚寒，风冷相乘，脘腹疼痛，
霍乱吐利转筋等。

方歌　见"理中丸"条。

桂枝人参汤《伤寒论》

趣记 参考"理中丸"条。

组成与用法 桂枝 12 克，炙甘草 9 克，白术 9 克，人参 9 克，干姜 9 克。水煎服。

功效 温阳健脾，解表散寒。

主治 太阳病，外证未除而数下之，遂协热而利。利下不止，心下痞硬，表里不解，发热恶寒。

方歌 见"理中丸"条。

小建中汤《伤寒论》

趣记 一大勺子干糖浆。

对照 ○大芍枝甘糖姜

组成与用法 芍药 18 克，桂枝 9 克，炙甘草 6 克，生姜 9 克，大枣 6 枚，饴糖 30 克。水煎服。

功效 温中补虚，和里缓急。

主治 虚劳里急证。症见腹中时痛，喜温欲按，温按则痛减，舌淡苔白，脉细弦而缓；或虚劳而心中悸动，虚烦不宁，面色无华；或四肢酸楚，手足烦热，咽干口燥。

方歌 小建中汤芍药多，桂枝甘草姜枣和；
更加饴糖补中气，虚劳腹痛服之瘥；
黄芪建中补不足，表虚身痛效无过；
又有当归建中汤，产后诸虚皆可却。

备注 阴虚火旺、呕吐、吐蛔、腹中烦满者均不宜服用本方。

黄芪建中汤 《金匮要略》

趣记 参考"小建中汤"条。

组成与用法 小建中汤加黄芪 9 克。水煎服。

功效 温中补气，和里缓急。

主治 虚劳里急，诸不足。

方歌 见"小建中汤"条。

当归建中汤 《千金翼方》

趣记 参考"小建中汤"条。

组成与用法 小建中汤加当归 12 克。水煎服。

功效 温补气血，缓急止痛。

主治 产后腹痛。症见产后虚羸，腹中疼痛不止，呼吸少气，或者小腹拘急，痛引腰背，不能饮食。

方歌 见"小建中汤"条。

大建中汤《金匮要略》

趣记 大建中叫党婶讲一堂课。

对照 大建中椒党参姜饴糖○

趣记 姜姨任教。

对照 姜饴人椒

组成与用法 蜀椒 6 克，干姜 12 克，人参（或党参）6 克，饴糖 30 克。水煎服。

功效 温中补虚，降逆止痛。

主治 中阳衰弱，阴寒内盛。症见怕冷，心胸中剧痛，呕不能食，舌苔白滑，脉细紧，甚则肢厥脉伏。

方歌 大建中汤建中阳，蜀椒干姜参饴糖；
　　　　阴盛阳虚腹冷痛，温补中焦止痛强。

备注 腹痛属于实热内结，湿热积滞，阴虚血热者，忌用本方。

吴茱萸汤《伤寒论》

趣记 吴玉找姜婶。

对照 吴萸枣姜参

组成与用法 吴茱萸9克，人参9克，大枣4枚，生姜18克。水煎服。

功效 温中补虚，降逆止呕。

主治 ①胃中虚寒，症见食谷欲呕，畏寒喜热，胸膈满闷，或胃脘痛，吞酸嘈杂。②厥阴头痛，干呕吐涎沫。③少阴吐利，手足逆冷，烦躁欲死。

方歌 吴茱萸汤人参枣，重用生姜温里好；
　　　　阳明寒呕少阴利，厥阴头痛皆能保。

备注 郁热所致胃痛，吐苦水及吞酸属热证者，以及肝阳上亢，肝火上炎引起的头痛患者，忌用本方。

第二节　回阳救逆

四逆汤《伤寒论》

趣记　四姨父炒姜。

对照　四逆附草姜

组成与用法　生附子 15 克，干姜 6 克，炙甘草 6 克。水煎服。

功效　回阳救逆。

主治　①少阴病。症见四肢厥逆，恶寒蜷卧，呕吐不渴，腹痛下利，神衰欲寐，舌苔白滑，脉象微细。②太阳病误汗亡阳。

方歌　四逆汤中附草姜，四肢厥冷急煎尝；
　　　　腹痛吐泻脉沉细，急投此方可回阳；
　　　　倍加干姜名通脉，温阳守中血脉畅；
　　　　人参加入四逆内，益气固脱效非常；
　　　　四逆加葱去甘草，方名白通擅通阳；
　　　　白通再把胆尿配，阴盛格阳不二方；
　　　　又有参附合为剂，回阳救脱挽危亡。

备注 阳气内郁所致热厥者禁用本方。

通脉四逆汤《伤寒论》

趣记 参考"四逆汤"条。

组成与用法 炙甘草6克，附子20克，干姜9~12克。水煎服。

功效 破阴回阳，通达内外。

主治 少阴病。症见下利清谷，里寒外热，手足厥冷，脉微欲绝，身反不恶寒，其人面色赤，或利止，脉不出等。

方歌 见"四逆汤"条。

四逆加人参汤《伤寒论》

趣记 四亿人赴潮江。

对照 四逆人附草姜

组成与用法 四逆汤加人参3~6克（另煎兑入）。用法同四逆汤。

功效 回阳益气，救逆固脱。

主治 阴寒内盛证。症见四肢厥冷，恶寒蜷卧，汗多气促，脉沉微而复自下利，利虽止而余症犹在者。

方歌 见"四逆汤"条。

白通汤《伤寒论》

趣记 白通服从白干将。

对照 白通附葱白干姜

组成与用法 葱白4茎，干姜6克，生附子15克。水煎服。

功效 回阳破阴，宣通上下。

主治 少阴病，阴盛戴阳证。症见四肢厥逆，下利，面赤，但欲寐，脉微者。

方歌 见"四逆汤"条。

参附汤《正体类要》

趣记 （略）

组成与用法 人参12克，炮附子9克。水煎服。

功效 益气，回阳，固脱。

主治 阳气暴脱。症见手足厥逆，冷汗淋漓，呼吸微弱，脉微欲绝。

方歌 见"四逆汤"条。

回阳救急汤《伤寒六书》

趣记 回阳舅急令人下乡，辅助陈五炒肉酱。

对照 <u>回阳救急苓人夏香</u> <u>附术陈五草肉姜</u>

组成与用法 熟附子、炒白术、茯苓、制半夏各 9 克，人参、陈皮、干姜、炙甘草各 6 克，肉桂、五味子各 3 克，姜 3 片。水煎服，麝香 0.1 克调服。

功效 回阳救急，益气生脉。

主治 寒邪直中三阴，真阳衰微。症见恶寒蜷卧，四肢厥冷，腹痛吐泻，口不渴，神衰欲寐，或身寒战栗，或指端口唇发绀，或吐涎沫，舌淡苔白滑，脉沉迟无力，甚或无脉等。

方歌 回阳救急用六君，桂附干姜五味寻；
麝点一克或胆汁，三阴寒厥建奇勋。

备注 本方歌中"六君"指"六君子汤"，

详见该条；孕妇慎用。

回阳救急汤《重订通俗伤寒论》

趣记 陈贵草舍下煮姜，为神父卖救急汤。

对照 陈桂草麝夏术姜 味参附麦救急汤

组成与用法 黑附块 9 克，紫瑶桂 1.5 克，别直参 6 克，原麦冬 9 克，川姜 6 克，姜半夏 3 克，湖广术 5 克，北五味 1 克，炒陈皮 3 克，清炙草 3 克，真麝香 0.1 克（冲）。水煎服。

功效 回阳生脉。

主治 少阴病下利脉微，甚则利不止，肢厥无脉，干呕心烦。

方歌 重订通俗伤寒论，回阳救逆有改进；
　　　　参附桂姜术味夏，麦陈草麝急救人。

备注 本方孕妇慎用。

第三节　温经散寒

当归四逆汤 《伤寒论》

趣记　牧童找曹刿，要当心。

对照　木通枣草桂　药当辛

组成与用法　当归 12 克，桂枝 9 克，芍药 9 克，细辛 3 克，炙甘草 6 克，木通 6 克，大枣 8 枚。水煎服。

功效　温经散寒，养血通脉。

主治　血虚寒厥证。症见手足厥冷，口不渴，或腰、背、四肢疼痛，舌淡苔白，脉沉细或细而欲绝。

方歌　当归四逆桂芍枣，细辛甘草木通草；
　　　　血虚肝寒四肢厥，煎服此方乐陶陶；
　　　　上方再加姜萸配，温经散寒功更超。

备注　亡阳暴脱，四肢厥冷，热病高热，热深厥深，以及热郁在里，阳气不能布于四末引起的厥逆，都不宜用。

当归四逆加吴茱萸生姜汤 《伤寒论》

趣记　牧童将找曹刿，吾要当心。

对照　木通姜枣草桂，吴药当辛

组成与用法　当归 12 克，桂枝 5 克，芍药 9 克，细辛 3 克，炙甘草 6 克，木通 6 克，大枣 8 枚，吴茱萸 5 克，生姜 15 克。水酒各半煎服。

功效　温经散寒，养血通脉。

主治　手足厥寒，脉细欲绝，其人内有久寒，兼有头痛呕吐涎沫。

方歌　见"当归四逆汤"条。

黄芪桂枝五物汤 《金匮要略》

趣记　将贵药找齐。

对照　姜桂药枣芪

组成与用法　黄芪 9 克，芍药 9 克，桂枝 9 克，生姜 18 克，大枣 4 枚。水煎服。

功效　益气温经，和血通痹。

主治　血痹证。肌肤麻木不仁，脉微涩紧。

方歌 黄芪桂枝五物汤，芍药大枣与生姜；

益气温经和营卫，血痹风痹功效良。

阳和汤《外科证治全生集》

趣记 鹿肉炒熟借麻酱。

对照 鹿肉草熟芥麻姜

趣记 蒋干骂皇帝娇贵白借子。

对照 姜甘麻黄地胶桂白芥子

组成与用法 熟地30克，肉桂3克，麻黄2克，鹿角胶9克，白芥子6克，姜炭2克，生甘草3克。水煎服。

功效 温阳补血，散寒通滞。

主治 阴疽属于阳虚寒凝证。症见患处浸肿无头，皮色不变，酸痛无热，口中不渴，舌淡苔白，脉沉细或迟细。

方歌 阳和汤法解寒凝，贴骨流注鹤膝风；

熟地鹿胶姜炭桂，麻黄白芥甘草从。

备注 痈疡属于阳证，如红肿热痛，或阴虚有热，或阴疽已经破溃等，均不宜服用。

小金丹《外科证治全生集》

趣记　玲珑木屋色如墨，小金莫要归郊乡。

对照　灵龙木乌麝乳墨　　小金没药归胶香

组成与用法　白胶香、制草乌、五灵脂、地龙、木鳖各150克，乳香、没药、当归身各75克，麝香15克，墨炭12克。上药为丸，每次2克，每日2次，小儿酌减，白开水送服。

功效　化痰除湿，祛瘀通络。

主治　寒湿痰瘀，阻滞凝结。初起皮色不变，肿硬作痛者。

方歌　小金丹内麝草乌，灵脂胶香与乳没；
　　　　　木鳖地龙归墨炭，诸疮肿痛最宜服。

备注　正虚者不可用；孕妇忌用；痰火郁结者慎用。

第七章　补益剂

第一节　补气

四君子汤《太平惠民和剂局方》

趣记　四君子敢住深岭。

对照　四君子甘术参苓

组成与用法　人参、白术、茯苓各 9 克，炙甘草 6 克。水煎服。

功效　益气健脾。

主治　脾胃气虚证。症见面色萎白，语音低微，气短乏力，食少便溏，舌淡苔白，脉虚弱或细缓。

方歌　四君子汤中和义，参术茯苓甘草比；
益以夏陈名六君，健脾化痰又理气；
除却半夏名异功，香砂六君胃寒祛。

备注 凡高热，阴虚火盛，积滞气胀，津液不足，烦渴便秘，宜慎用或不用本方。

异功散《小儿药证直诀》

趣记 一功臣领主将找神草。

对照 <u>异功</u>陈苓术姜枣参草

组成与用法 人参、白术、茯苓、陈皮、炙甘草各6克，生姜5片，大枣2枚。水煎服。

功效 益气健脾，行气化滞。

主治 脾胃虚弱兼气滞证。症见食欲不振，大便溏薄，胸脘痞闷不舒，或呕吐泄泻。

方歌 见"四君子汤"条。

六君子汤《医学正传》

趣记 六君子住陈岭，炒虾仁。

对照 <u>六君子</u>术陈苓 草夏人

组成与用法 四君子汤加陈皮3克，半夏4.5克。水煎服。

功效 益气健脾，燥湿化痰。

主治 脾胃气虚兼有痰湿。症见不思饮食，恶心呕吐，胸脘痞闷，大便不实，或咳嗽痰多稀白等。

方歌 见"四君子汤"条。

香砂六君子汤《古今名医方论》

趣记 陈主任敢下令，想杀六军将。

对照 陈术人甘夏苓　香砂六君姜

趣记 陈婶想领啥？让蒋干主办。

对照 陈参香苓砂　○姜甘术半

组成与用法 人参3克，白术6克，茯苓6克，甘草2克，陈皮2.5克，半夏3克，砂仁2.5克，木香2克，生姜6克。水煎服。

功效 健脾和胃，温中化痰。

主治 脾胃气虚，寒湿痰浊滞于中焦。症见纳呆，嗳气，呕吐痞闷，脘腹胀痛，泄泻，消瘦倦怠，或气虚肿满等。

方歌 见"四君子汤"条。

保元汤《博爱心鉴》

趣记 保元气人将肉炒。

对照 保元芪人姜肉草

组成与用法 黄芪 9 克，人参 3 克，肉桂 1.5 克，甘草 3 克，生姜 1 片。水煎服。

功效 益气温阳。

主治 虚损劳怯，元气不足。症见倦怠乏力，少气畏寒，以及小儿痘疮，气虚顶陷，血虚浆清，不能发起灌浆者。

方歌 保元补益总偏温，桂草参芪四味存；
男妇虚劳幼科痘，持纲三气妙难论。

备注 方歌中的"三气"指"肾气"、"胃气"、"肺气"。

参苓白术散 《太平惠民和剂局方》

趣记 四军一连杀遍大山埂。

对照 四君薏莲砂扁大山梗

组成与用法 莲子肉 500 克，薏苡仁 500 克，缩砂仁 500 克，桔梗 500 克，白扁豆 750 克，白茯苓 1000 克，人参 1000 克，炒甘草 1000 克，白术 1000 克，山药 1000 克。作汤剂，水煎服，用量按原方比例酌减。

功效　益气健脾，渗湿止泻。

主治　脾虚夹湿证。症见饮食不化，食少便溏，或泻或吐，四肢乏力，胸脘痞闷，形体消瘦，面色萎黄，舌淡苔白腻，脉细缓或虚缓。

方歌　参苓白术扁豆陈，山药甘莲砂薏仁；
　　　　桔梗上浮兼保肺，枣汤调服益脾神。

备注　对照中"四君"指"四君子汤"，详见该条；阴虚火旺者慎用本方。

七味白术散 《小儿药证直诀》

趣记　七位白住，领两乡绅割草。

对照　<u>七味白术</u>　苓两香参葛草

组成与用法　人参6克，白茯苓、白术各12克，甘草3克，藿香叶12克，木香6克，葛根15克。上为粗末，每取6克，水煎服。

功效　健脾止泻，和胃生津。

主治　脾胃久虚，呕吐泄泻，频作不止。

方歌　七味白术参苓草，木香藿香葛根饶；

发热食少兼口渴，气滞脾弱此方好。

补中益气汤《内外伤辨惑论》

趣记 马虎人晨起当锄草。

对照 麻胡人陈芪当术草

组成与用法 黄芪 18 克，炙甘草 9 克，人参 6 克，当归 3 克，陈皮 6 克，升麻 6 克，柴胡 6 克，白术 9 克。水煎服。

功效 补中益气，升阳举陷。

主治 ①脾胃气虚证。症见饮食减少，体倦肢软，少气懒言，面色㿠白，大便稀溏，脉大而虚软。②气虚下陷证。症见脱肛，子宫脱垂，久泻，久痢，崩漏等，气短乏力，舌淡，脉虚。③气虚发热证。症见身热，自汗，渴喜热饮，气短乏力，舌淡，脉虚大无力。

方歌 补中益气芪术陈，升柴参草当归身；
　　　　劳倦内伤气虚陷，阳虚外感均堪珍。

备注 肾气虚者，或病后津气两伤者，或阴虚内热，肝阳上亢者均不宜用此方。

升阳益胃汤 《内外伤辨惑论》

趣记 夏莲将独住在深草岭，早晨烧柴起
强风。

对照 夏连姜独术泽参草苓，枣陈芍柴芪
羌风

组成与用法 黄芪 30 克，半夏、人参、炙
甘草各 15 克，独活、防风、白芍药、羌活
各 9 克，陈皮 6 克，茯苓、柴胡、泽泻、白
术各 5 克，黄连 1.5 克。上共为末，每取
15 克，加生姜 5 片，大枣 2 枚，水煎服。

功效 益气升阳，清热除湿。

主治 脾胃虚弱，湿热滞留中焦。症见怠
惰嗜卧，四肢不收，体重节肿，口苦舌干，
饮食无味，食不消化，大便不调。

方歌 升阳益胃参术芪，黄连半夏草陈皮；
苓泻防风羌独活，柴胡白芍姜枣齐。

升陷汤 《医学衷中参西录》

趣记 圣贤知母生气，骂姐更糊涂。

对照 升陷知母生芪 麻桔梗胡○

组成与用法 生黄芪18克，知母9克，柴胡、桔梗各4.5克，升麻3克。水煎服。

功效 益气升陷。

主治 胸中大气下陷证。症见气促急短，呼吸困难，或气息将停，危在顷刻，脉沉迟微弱，关前尤甚。其剧者，或六脉不全，或叁伍不调。

方歌 升陷汤用芪知柴，桔梗升麻相与偕；
胸中气陷呼吸弱，速投此方莫徘徊。

举元煎 《景岳全书》

趣记 旗人赶白马。

对照 芪人甘白麻

组成与用法 人参、炙黄芪各10～20克，白术、炙甘草各3～6克，升麻4克。水煎温服。

功效 益气升提。

主治 气虚下陷，血崩血脱，亡阳垂危等。

方歌 景岳全书举元煎，参芪炙草升术添；

升阳举陷摄气血，血崩血脱服之敛。

生脉散《医学启源》

趣记 生麦五人买。

对照 生脉五人麦

组成与用法 人参、麦门冬各9克，五味子6克。水煎服。

功效 益气生津，敛阴止汗。

主治 ①温热、暑热、耗气伤阴证。症见汗多神疲，体倦乏力，气短懒言，咽干口渴，舌干红少苔，脉虚细数。②久咳肺虚，气阴两伤证。症见干咳少痰，气短自汗，口干舌燥，苔薄少津，脉虚数或虚细。

方歌 生脉散中人参煎，更加麦冬五味添；

气短汗多口干渴，中暑脉虚此方先。

玉屏风散 《医方类聚》

趣记 玉屏筑起防风墙。

对照 玉屏术芪防风〇

组成与用法 防风30克，蜜炙黄芪、白术各60克。上研末，每次6~9克，每日2次，枣汤送服；也可作汤剂，按原方药量酌定。

功效 益气固表止汗。

主治 表虚自汗。症见汗出恶风，面色㿠白，舌淡苔白，脉浮虚软。亦治体虚易感风邪者。

方歌 玉屏风散最有灵，芪术防风鼎足形；
　　　　表虚汗多易感冒，药虽相畏效相成。

备注 太阳中风或阴虚所致盗汗，不宜服用。

完带汤 《傅青主女科》

趣记 晚带介绍人，要乘二柱干柴车。

对照 完带芥芍人　药陈二术甘柴车

组成与用法　土白术 30 克，炒山药 30 克，人参 6 克，酒白芍 15 克，酒车前子 9 克，制苍术 9 克，甘草 3 克，陈皮 2 克，黑芥穗 2 克，柴胡 2 克。水煎服。

功用　补脾疏肝，化湿止带。

主治　脾虚肝郁，湿浊下注。症见带下色白或淡黄，清稀无臭如涕，面色㿠白，肢倦便溏，舌淡苔白，脉缓或濡弱。

方歌　完带白术山药参，苍车柴芍荆草陈；
　　　　　补脾疏肝化湿浊，脾虚肝郁带下珍。

备注　凡湿热带下，色黄或赤白，稠黏臭秽，苔黄脉弦者，非本方所宜。

第二节　补血

四物汤《仙授理伤续断秘方》

趣记　当地传说四物汤，补血和血是妙方。

对照　当地川芎<u>四物汤</u>　○○○○○○○

组成与用法　熟干地黄 12 克，当归 9 克，白芍 9 克，川芎 6 克。水煎服。

功效　补血调血。

主治　营血虚滞，冲任虚损。症见心悸失眠，头晕目眩，面色无华，妇人月经不调，量少或经闭不行，崩中漏下，脐腹疼痛，血瘕块硬，时发疼痛，妊娠胎动不安，血下不止，及产后恶露不下，结生瘕聚，少腹坚痛，时作寒热。

方歌　四物归地芍川芎，营血虚滞此方宗；
　　　　　妇女经病凭加减，临证之时可变通。

备注　平素脾胃阳虚，食少便溏，以及阴虚有火者，均不宜用本方。

桃红四物汤《医垒元戎》录自《玉机微义》

趣记　参考"四物汤"条。

组成与用法　即四物汤加桃仁 9 克，红花 6 克。水煎服。

功效　养血活血。

主治　妇女经期超前，量多色紫质黏稠，或有血块，腹痛腹胀者。

方歌 桃红四物妇人方，养血活血祛瘀良；

归地芍芎加桃红，调经行血消痛胀。

胶艾汤《金匮要略》

趣记 叫矮兄当地烧干草。

对照 胶艾芎当地芍甘草

组成与用法 川芎6克，阿胶6克，艾叶9克，甘草6克，当归9克，芍药12克，干地黄15克。水煎服。

功效 养血止血，调经安胎。

主治 妇人冲任虚损，崩漏下血，月经过多，淋沥不止；产后或流产损伤冲任，下血不绝；或妊娠胞阻，胎漏下血，腹中疼痛。

方歌 胶艾汤中四物先，更加炙草一同煎；

暖宫养血血行缓，胎漏崩中效果显。

备注 阴虚血热、热证及气滞血瘀之实证者禁用。

圣愈汤 《医宗金鉴》

趣记　剩余旗人家四物。

对照　<u>圣愈</u>芪<u>人</u>加<u>四物</u>

组成与用法　熟地 20 克，酒白芍 15 克，川芎 8 克，人参 15 克（或党参 20 克），酒当归 15 克，炙黄芪 18 克。水煎服。

功效　益气，补血，摄血。

主治　月经先期而至，量多色淡，四肢乏力，体倦神衰。

方歌　医宗金鉴有圣愈，四物汤内加参芪；
　　　　气虚血弱均能补，经期量多总能医。

当归补血汤 《内外伤辨惑论》

趣记　当归补血又加气。

对照　<u>当归补血</u>〇〇芪

组成与用法　黄芪 30 克，当归 6 克。水煎服。

功效　补气生血。

主治　血虚发热证。症见肌热面赤，烦渴欲饮，脉洪大而虚，重按则微。亦治妇人经期、产后血虚发热头痛，或疮疡溃后，久不愈合者。

方歌 当归补血重黄芪，甘温除热法颇奇；
　　　　芪取十份归二份，阳生阴长奥秘理。

备注 阴虚潮热证，慎用本方。

归脾汤《济生方》

趣记 归脾远住伏龙江，早早起身赶归乡。

对照 归脾远术茯龙姜　枣枣芪参甘归香

组成与用法 白术、当归、茯神、黄芪、远志、龙眼肉、炒酸枣仁各 3 克，人参 6 克，木香 1.5 克，炙甘草 1 克，生姜 6 克，红枣 3~5 枚。水煎服。

功效 益气补血，健脾养心。

主治 ①心脾两虚，思虑过度，劳伤心脾，气血不足。症见心悸，健忘，不眠，盗汗虚热，食少体倦，面色萎黄，舌淡，苔薄白，脉细弱。②脾不统血。症见便血，皮下出血，崩漏带下，月经提前，量多色淡，或淋沥不止，舌淡，脉细。

方歌 归脾汤用术参芪，归草茯神远志齐；
酸枣木香龙眼肉，煎加姜枣益心脾；
怔忡健忘俱可却，肠风崩漏总能医。

备注 本方阴虚内热者慎用。

第三节 气血双补

八珍汤《瑞竹堂经验方》

趣记 八珍将嘱咐当地人找船捎草。

对照 八珍姜术茯当地人枣川芎草

组成与用法 人参、白术、白茯苓、当归、川芎、白芍、熟地、炙甘草各30克，生姜3片，大枣5枚。水煎服。

功效 补益气血。

主治 气血两虚证。症见面色苍白或萎黄，四肢倦怠，头晕目眩，心悸怔忡，气短懒言，饮食不振，舌淡苔薄白，脉细弱或虚大无力。

方歌　八珍参术茯苓归，白芍川芎熟地回；

　　　　甘草再加生姜枣，气血双补显神威。

十全大补汤《太平惠民和剂局方》

趣记　十全将嘱咐当地人起早烧熊肉干。

对照　十全姜术茯当地人芪枣芍芎肉甘

组成与用法　人参、川芎各 6 克，肉桂、炙甘草各 3 克，地黄、黄芪各 12 克，茯苓、白术、川当归、白芍各 9 克。上为末，每取 9 克，加生姜 3 片，大枣 2 枚，水煎服。

功效　温补气血。

主治　气血不足，虚劳咳嗽。症见久病体虚，食少遗精，腰膝无力，面色萎黄，精神倦怠，以及疮疡不敛，妇女崩漏等。

方歌　十全大补归地芎，芍草参术桂芪苓；

　　　　气血不足肾阳虚，温补气血建奇功。

备注　本方药性偏温，内有实热者不宜服用；阴虚火旺、咳嗽、失血者勿用。

人参养荣汤《三因极一病证方论》

趣记 养荣远归蜀地住，令陈将为曹贵人
妻捎枣。

对照 <u>养荣</u>远归熟地术　苓陈姜味草桂人
芪芍枣

趣记 十全缺穿，臣无志。

对照 <u>十全</u>缺川　陈五志

组成与用法 黄芪、当归、桂心、炙甘草、
橘皮（即陈皮）、白术、人参各 30 克，白
芍药 90 克，熟地黄 9 克，五味子、茯苓各
4 克，远志 15 克。上药共为末，每取 12
克，加生姜 3 片，大枣 2 枚，水煎服。

功效 益气补血，养心安神。

主治 积劳虚损，气血不足。症见四肢沉
滞，骨肉酸疼，呼吸少气，行动喘咳，小
便拘急，腰背强痛，心虚惊悸，咽干唇燥，
饮食无味，形体瘦削等。

方歌 补益人参养荣汤，十全去芍陈皮藏；
　　　五味远志合姜枣，补益安神效力彰。

备注 本方对照中"十全"为"十全大补汤",详见该条。

泰山磐石散 《古今医统大全》

趣记 泰山人穷地少干啥?断米当住亲戚家。

对照 泰山人芎地芍甘砂 断米当术芩芪○

组成与用法 人参3克,黄芪6克,当归3克,川续断3克,黄芩3克,白术6克,川芎2克,芍药3克,熟地黄3克,砂仁1.5克,炙甘草2克,糯米6克。水煎服。习惯性流产,从妊娠2个月起,每周服用2剂,连续服2~3个月。

功效 益气健脾,养血安胎。

主治 妇女妊娠,气血两虚。症见胎动不安或屡有堕胎滑胎宿疾,面色淡白,倦怠乏力,不思饮食,舌质淡,苔薄白,脉滑无力,或沉弱。

方歌 泰山磐石八珍全,去苓加芪芩断联;
再益砂仁及糯米,妇人胎动可安全。

备注 方歌中"八珍"指"八珍汤"，详见该条。

炙甘草汤 《伤寒论》

趣记 曹仁大早叫卖黄芝麻酱。

对照 草人大枣胶麦黄枝麻姜

组成与用法 炙甘草 12 克，生姜、桂枝各 9 克，人参、阿胶各 6 克，生地黄 50 克，麦门冬、麻仁各 10 克，大枣 10 枚。水煎服，阿胶烊化，冲服。

功效 益气滋阴，通阳复脉。

主治 ①阴血不足，阳气虚弱证。症见脉结代，心动悸，虚羸少气，舌光少苔，或质干而瘦小者。②虚劳肺痿。症见咳嗽，形瘦短气，虚烦不眠，自汗盗汗，咽干舌燥，大便干结，脉虚数。

方歌 炙甘草汤参桂姜，麦地胶枣麻仁襄；
心动悸兮脉结代，虚劳肺痿俱可尝；
除去参桂与姜枣，加入白芍治阴伤；
温邪久恋阳明证，快服加减复脉汤。

备注 胃肠虚弱或腹泻下利者，或阴虚内热，肺燥干咳者均不宜服用。

加减复脉汤《温病条辨》

趣记 贾建福卖草地，阿妈少要买。

对照 加减复脉草地 阿麻芍药麦

组成与用法 炙甘草 18 克，干地黄 18 克，生白芍 18 克，麦冬 15 克，阿胶、麻仁各 9 克。水煎服。

功效 滋阴养血，生津润燥。

主治 温热病后期，邪热久羁，阴液亏虚，身热面赤，神倦，口舌干燥，舌质鲜红，脉虚大，手足心热甚于手足背者。

方歌 见"炙甘草汤"条。

第四节 补阴

六味地黄丸《小儿药证直诀》

趣记 刘伟与谢弟领丹药。

对照 六味萸泻地苓丹药

趣记 山岭地域摘牡丹。

对照 山苓地萸泽牡丹

组成与用法 熟地黄 24 克，山茱萸 12 克，干山药 12 克，泽泻 9 克，茯苓 9 克，丹皮 9 克。上为末，炼蜜为丸，每丸约重 15 克，成年人每服 1 丸，小儿酌减，每日 3 次，空腹开水送服；或作汤剂，水煎服。

功效 滋补肝肾。

主治 肝肾阴虚，虚火上炎证。症见腰膝酸软，头晕目眩，耳鸣耳聋，盗汗，遗精，消渴，骨蒸潮热，手足心热，舌燥咽痛，虚火牙痛，足跟作痛，小便淋沥，小儿囟门不合，舌红少苔，脉沉细数。

方歌 六味地黄益肾肝，山药丹泽萸苓掺；
再加知柏成八味，阴虚火旺可煎餐；
六味再加五味子，丸名都气虚喘安；
地黄丸中加麦味，咳喘盗汗皆能挽；
六味再加杞与菊，目视昏花治可痊。

知柏地黄丸《医方考》

趣记　参考"六味地黄丸"条。

组成与用法　六味地黄丸加知母6克，黄柏6克。丸剂每次10~15克，每日3次，白开水送服；也可作汤剂，水煎服。

功效　滋阴降火。

主治　阴虚火旺证。症见骨蒸潮热，虚烦盗汗，腰脊酸痛，遗精等。

方歌　见"六味地黄丸"条。

杞菊地黄丸《麻疹全书》

趣记　参考"六味地黄丸"条。

组成与用法　六味地黄丸加枸杞子、菊花各9克。丸剂每服15克；亦可酌加用量，作汤剂，水煎服。

功效　滋肾养肝明目。

主治　肝肾阴虚证。两眼昏花，视物不清，或眼睛干涩，迎风流泪。

方歌　见"六味地黄丸"条。

麦味地黄丸 《医部全录》引《体仁汇编》

趣记　参考"六味地黄丸"条。

组成与用法　六味地黄丸加麦冬 15 克，五味子 15 克。丸剂每次 15 克，每日 3 次，空腹开水送服；亦可作汤剂，水煎服。

功效　敛肺纳肾，滋补肺肾。

主治　肺肾阴虚。咳嗽喘逆，潮热盗汗。

方歌　见"六味地黄丸"条。

都气丸 《症因脉治》

趣记　参考"六味地黄丸"条。

组成与用法　六味地黄丸加五味子 6 克。蜜丸，每取 9～12 克，白开水送服；也可煎汤服用。

功效　滋肾纳气。

主治　肾虚气喘，呃逆面赤等。

方歌　见"六味地黄丸"条。

左归丸 《景岳全书》

趣记 朱遇兔子山腰地，鹿叫龟叫牛喊喊。

对照 茱萸菟子山药地　鹿胶龟胶牛膝杞

组成与用法 大熟地240克，炒山药120克，枸杞子120克，山茱萸肉120克，川牛膝90克，菟丝子120克，鹿角胶120克，龟板胶120克。后7味药研细末，与熟地蒸烂杵膏，炼蜜为丸，每服9克。亦可水煎服，用量按原方比例酌减。

功效 滋阴补肾，填精益髓。

主治 真阴不足证。症见头目眩晕，腰酸腿软，遗精滑泄，自汗盗汗，口燥舌干，渴欲饮水，舌光少苔，脉细或数。

方歌 左归丸内山药地，萸肉枸杞与牛膝；
菟丝龟鹿二胶合，壮水之主方第一。

左归饮 《景岳全书》

趣记 狗伏草地住山腰。

对照 枸茯草地萸山药

组成与用法　熟地 9 ~ 30 克，山药、枸杞子各 6 克，炙甘草 3 克，茯苓 4.5 克，山茱萸 3 ~ 6 克。水煎服。

功效　补益肾阴。

主治　真阴不足证。症见腰酸遗泄，盗汗，口燥咽干，口渴欲饮，舌光红，脉细数。

方歌　左归饮用地药黄，杞苓炙草一并齐；
　　　　　煎汤养阴滋肾水，既主腰酸又止遗。

备注　脾胃运化乏力者慎用。

大补阴丸《丹溪心法》

趣记　百亩地贵。

对照　柏母地龟

组成与用法　熟地黄、龟板各 180 克，黄柏、知母各 120 克。上为细末，猪脊髓蒸熟，捣如泥，炼蜜，混合药粉为丸。每取 6 ~ 9 克，空腹盐白开水送服。

功效　滋阴降火。

主治　肝肾阴虚，虚火上炎。症见骨蒸潮热，盗汗遗精，咳嗽咯血，心烦易怒，足膝疼热或痿软。舌红少苔，尺脉数而有力。

方歌　大补阴丸滋阴方，知柏龟板熟地黄；
　　　　　　　猪脊髓蜜和丸用，阴虚火旺效力强。

备注　脾胃虚弱，食少便溏者，不宜使用。
实热之证亦非所宜。

虎潜丸《丹溪心法》

趣记　百亩地归杨虎城少将。

对照　柏母地龟阳虎陈芍姜

组成与用法　黄柏240克，龟板120克，知
母60克，陈皮60克，白芍60克，熟地60
克，锁阳45克，虎骨（用狗骨代）30克，
干姜15克。上药碾为细末，和蜜为丸，每
丸约重10克，早、晚各取1丸，淡盐汤或
白开水送服。

功效　滋阴降火，强壮筋骨。

主治　肝肾不足，阴虚内热。症见腰膝酸
软，筋骨痿弱，腿足消瘦，步履乏力，舌
红少苔，脉细弱。

方歌　虎潜足痿是妙方，虎骨陈皮并锁阳；

龟板干姜知母芍，再加柏地作丸尝。

备注 凡脾胃虚弱，痰湿风寒，湿热浸淫所致痿证，不宜服用本方。

一贯煎《续名医类案·心胃痛》

趣记 当卖沙地练狗去。

对照 当麦沙地楝枸杞

组成与用法 北沙参、麦冬、当归身各9克，生地18~30克，枸杞子9~18克，川楝子4.5克。水煎服。

功效 滋阴疏肝。

主治 肝肾阴虚，血燥气郁，肝气不疏证。症见胸脘胁痛，吞酸吐苦，咽干口燥，舌红少津，脉细弱或虚弦。亦治疝气瘕聚。

方歌 一贯煎中用地黄，沙参杞子麦冬襄；
　　　　当地川楝水煎服，阴虚肝郁是妙方。

备注 兼有停痰积饮者，不宜服用；气郁湿滞而胁痛脘胀者，不可误用。

第五节　补阳

肾气丸《金匮要略》

趣记　六位帝皇家富贵，是神气。

对照　六味地黄加附桂，是肾气

趣记　朱丹弟腹泻服贵药。

对照　茱丹地附泻茯桂药

组成与用法　干地黄240克，山药、山茱萸各120克，泽泻、茯苓、牡丹皮各90克，桂枝、附子各30克。上药为末，炼蜜为丸，每丸重15克，早、晚各取1丸，开水送服。

功效　补肾助阳。

主治　肾阳不足，症见腰痛脚软，下半身常有冷感，少腹拘急，小便不利，或小便反多，入夜尤甚，阳萎早泄，舌淡而胖，苔薄白不燥，脉尺部沉细，以及水肿、痰饮、脚气、消渴、转胞等。

方歌　肾气丸补肾阳虚，地黄山药及茱萸；

苓泽丹皮合桂附，水中生火在温煦；

济生加入车牛膝，通调水道肿胀祛；

十补加入鹿茸味，填精补阳此方医。

备注 若肾阴不足，虚火上炎或燥热伤津者，不宜使用本方；对照中"六味地黄"指"六味地黄丸"，详见该条。

加味肾气丸《济生方》

趣记 沈奇家有牛车。

对照 肾气加〇牛车

组成与用法 炒山药、山茱萸、泽泻、茯苓、牡丹皮、车前子各 30 克，官桂、川牛膝、熟地黄、炮附子各 15 克。上为细末，炼蜜为丸，每取 9 克，空腹米汤送服。

功效 温肾化气，利水消肿。

主治 肾阳不足。腰重脚肿，小便不利。

方歌 见"肾气丸"条。

十补丸《济生方》

趣记 食补用五味鹿茸，真神奇。

对照　十补〇五味鹿茸　〇肾气

趣记　五味鹿肉烟酒全，弟要负责预付单。

对照　五味鹿肉盐酒〇　地药茯泽萸附丹

组成与用法　炮附子、五味子各 60 克，山茱萸、炒山药、牡丹皮各 60 克，鹿茸 3 克，熟地黄 60 克，肉桂 3 克，白茯苓、泽泻各 30 克。上为细末，炼蜜为丸，每取 9 克，空腹酒、盐汤送服。

功效　补肾阳，益精血。

主治　肾阳虚损，精血不足证。症见面色黧黑，足冷足肿，耳鸣耳聋，肢体羸瘦，足膝软弱，小便不利，腰脊疼痛。

方歌　见"肾气丸"条。

备注　属肾阴不足，虚火上炎者，不宜使用本方。对照中"肾气"指"肾气丸"，详见该条。

右归丸 《景岳全书》

趣记　又归晚，复遇山地，兔子骑鹿当中跪。

对照　右归丸　附萸山地　菟子杞鹿当仲桂

组成与用法 熟地黄 240 克；炒山药 120 克，山茱萸 90 克，枸杞子 90 克，制菟丝子 120 克，鹿角胶 120 克，杜仲 120 克，肉桂 60 克，当归 90 克，制附子 60～180 克。先将熟地蒸烂杵膏，余为细末，加炼蜜为丸，每服 6～9 克，以白开水送服。亦可水煎服，用量按原方比例酌减。

功效 温补肾阳，填精益髓。

主治 肾阳不足，命门火衰证。症见年老或久病气衰神疲，畏寒肢冷，或阳萎遗精；或阳衰无子；或饮食减少，大便不实，甚则完谷不化；或小便自遗；或腰膝软弱，下肢浮肿，舌淡苔白，脉沉而迟等。

方歌 右归丸中地附桂，山药茱萸菟丝归；
　　　　杜仲鹿胶枸杞子，益火之源此方魁。

备注 阴虚内热者忌用本方。

右归饮 《景岳全书》

趣记 富余地种奇贵草药。

对照 附萸地仲杞桂草药

组成与用法 熟地 9 ~ 30 克，炒山药 6 克，枸杞子 6 克，山茱萸 3 克，炙甘草 3 克，肉桂 3 ~ 6 克，杜仲 9 克，制附子 6 ~ 9 克。水煎服。

功效 温补肾阳，填精补血。

主治 肾阳不足证。症见气怯神疲，腹痛腰酸，肢冷脉细，舌淡苔白，或阴盛格阳，真寒假热之证。

方歌 右归饮中地附萸，肉桂药仲草枸杞；
温补肾阳阴中求，益火之源效堪奇。

备注 凡腰酸腰痛，舌红口干，属阴虚火旺、燥热伤津之病证者，均不宜服用本方。

第六节　阴阳双补

地黄饮子《圣济总录》

趣记 帝王引何贵妇从远东赴沪，为早尝巴鱼酱。

对照 <u>地黄饮</u>荷桂附苁远冬茯斛　味枣菖

巴莫姜

组成与用法　熟地黄 12 克，巴戟天、山茱萸、石斛、肉苁蓉、炮附子、五味子、官桂、白茯苓、麦门冬、石菖蒲、远志各 15 克。上药共为末，每取 9～15 克，加生姜 5 片，大枣 2 枚，薄荷 7 片，水煎服。

功效　滋肾阴，补肾阳，开窍化痰。

主治　喑痱。症见舌强不能言，足废不能用，口干不欲饮，足冷面赤，脉沉细弱。

方歌　地黄饮子山萸斛，麦味菖蒲远志茯；
　　　　　苁蓉桂附巴戟天，少入薄荷姜枣服。

龟鹿二仙胶 《医便》

趣记　龟鹿二仙奇人。

对照　龟鹿二仙杞人

组成与用法　鹿角 5000 克，龟板 2500 克，枸杞子 900 克，人参 450 克。先将鹿角熬炼成胶，再将人参、枸杞熬膏和入，每晨取 3 克，清酒调化，淡盐开水送服。

功效　滋阴填精，益气壮阳。

主治　真元虚损，精血不足证。症见全身瘦羸，遗精阳痿，目视不明，腰膝酸软，久不孕育。

方歌　龟鹿二仙最守真，补人三宝精气神；
　　　　　人参枸杞和龟鹿，益寿延年实可珍。

备注　若脾胃虚弱而食少便溏者，或阴虚阳亢而口干、咽燥、骨蒸潮热者，均不宜使用本方。

七宝美髯丹 《本草纲目》引《积善堂方》

趣记　牛欺负兔当何故？

对照　牛杞茯菟当何故

组成与用法　制何首乌赤白两种各 500 克，茯苓赤白两种各 500 克，怀牛膝 250 克，当归 250 克，枸杞子 250 克，菟丝子 250 克，补骨脂（即破故纸）120 克。上药碾细，炼蜜为丸，每丸重 10 克，早、晚各取 1 丸，淡盐开水送服。

功效　补肾益肝，乌发壮骨。

主治　肝肾不足证。症见须发早白，脱发，齿牙动摇，消渴，腰膝酸软，梦遗滑精，淋漓崩带，肾虚不育等。

方歌　七宝美髯何首乌，当归茯苓牛枸菟；
　　　　　故纸芝麻拌炒用，滋肾益肝白发除。

第八章　固涩剂

第一节　固表止汗

牡蛎散《太平惠民和剂局方》

趣记　骑马卖牡蛎。

对照　芪麻麦牡蛎

组成与用法　黄芪、麻黄根、牡蛎各30克。上为末，每取9克，加小麦30克，水煎服。

功效　益气固表，敛阴止汗。

主治　诸虚不足。症见自汗、盗汗，或常自汗出，夜卧更甚，久而不止，心悸惊惕，短气烦倦，舌淡红，脉细弱。

方歌　牡蛎散内用黄芪，小麦麻根合用宜；
　　　　卫虚自汗或盗汗，固表收敛见效奇。

备注　若因阴虚火旺而致盗汗，亡阳证之大汗淋漓，均非本方所宜。

第二节　敛肺止咳

九仙散 《卫生宝鉴》引王子昭方

趣记　九仙叫人接冬花妹，五位悄伤悲。

对照　九仙胶人桔冬花梅　五味壳桑贝

组成与用法　人参、款冬花、桑白皮、桔梗、五味子、阿胶、乌梅各30克，贝母15克，罂粟壳240克。上为末，每取9克，温开水送服。亦可作汤剂，水煎服，用量按原方比例酌定。

功效　敛肺止咳，益气养阴。

主治　久咳肺虚证。症见久咳不止，咳甚则气喘自汗，痰少黏稠，脉虚数。

方歌　九仙散中罂粟君，五味乌梅共为臣；
　　　　参胶款桑贝桔梗，敛肺止咳益气阴。

第三节　涩肠固脱

真人养脏汤 《太平惠民和剂局方》

趣记　穆桂英要煮肉蔻，何人敢挡？

对照　木桂罂药术肉蔻　诃人甘当

组成与用法　人参、当归、白术各 18 克，肉豆蔻 15 克，炙甘草 24 克，白芍药 48 克，罂粟壳 108 克，诃子 36 克，木香 42 克，肉桂 24 克。上为粗末，每取 6 克，水煎食前温服。也可作汤剂，水煎服。

功效　涩肠固脱，温补脾肾。

主治　久泻久痢，脾肾虚寒。症见泻痢无度，滑脱不禁，甚至脱肛坠下，脐腹疼痛，喜温喜按，或下痢赤白，或便脓血，日夜无度，里急后重，倦怠食少，舌淡苔白，脉迟细。

方歌　养脏汤用木香诃，白术粟壳肉蔻和；
　　　　归芍参桂加甘草，脱肛久痢服之瘥。

备注 下痢泄泻初起，邪气盛实，积滞未去或脾胃未虚者，以及湿热引起的泄泻均应禁用本方。

桃花汤 《伤寒论》

趣记 桃花将吃十斤米。

对照 桃花姜赤石粳米

组成与用法 赤石脂（一半全用，一半筛末）30 克，干姜 3 克，粳米 30 克。水煎至米熟，去渣，调入赤石脂末温服。

功效 温中涩肠止痢。

主治 虚寒痢。症见下痢不止，便脓血，色暗不鲜，日久不愈。小便不利，腹痛喜温喜按，舌淡苔白，脉迟弱或微细。

方歌 桃花汤中赤石脂，干姜粳米共用之；
虚寒下痢便脓血，温涩止痢最宜施。

备注 如属湿热下痢，不宜应用。

四神丸 《内科摘要》

趣记 四婶将找骨头喂鱼。

对照　四神姜枣骨豆味萸

组成与用法　肉豆蔻60克，补骨脂120克，五味子60克，吴茱萸30克。上为末，加生姜120克，红枣50枚，水煮取枣肉为丸，每取6~9克，食前空腹服。或以上方剂量比例酌定，作汤剂，水煎服。

功效　温肾暖脾，固肠止泻。

主治　脾肾虚寒。症见五更泄泻，不思饮食，或久泻不愈，腹痛腰酸肢冷，神疲乏力，舌淡，苔薄白，脉沉迟无力。

方歌　四神骨脂与吴萸，肉蔻五味四般须；
　　　　大枣生姜为丸服，五更肾泻最相宜。

备注　肠胃积滞未消的泄泻，及食滞不化者禁用本方。

第四节　涩精止遗

金锁固精丸《医方集解》

趣记　龙母脸欠圆。

对照 龙牡莲芡苑

组成与用法 沙苑蒺藜、芡实、莲须各60克，龙骨、牡蛎各30克。上为细末，以莲子粉糊为丸，每次9克，每日2～3次，淡盐汤或开水送服；也可原方酌量加入莲子肉，作汤剂，水煎服。

功效 补肾涩精。

主治 肾虚精亏证。症见遗精滑泄，神疲乏力，四肢酸软，腰酸耳鸣，舌淡苔白，脉细弱。

方歌 金锁固精芡莲须，蒺藜龙骨与牡蛎；
莲粉糊丸盐汤下，补肾涩精止滑遗。

备注 若下焦湿热，或相火偏旺而遗精者，不宜服用本方。

桑螵蛸散 《本草衍义》

趣记 自家人，常孤身漂荡。

对照 志甲人 菖骨神螵当

组成与用法 桑螵蛸、远志、菖蒲、龙骨、人参、茯神、当归、炙龟甲各30克。上药除人参外共研末，睡前，以人参（或党参）汤调服 6 克。亦可按原方比例酌减，作汤剂，水煎服。

功效　调补心肾，涩精止遗。

主治　心肾两虚证。症见小便频数，或尿如米泔色，或遗尿遗精，心神恍惚，健忘少食，舌淡苔白，脉细弱。

方歌　桑螵蛸散龙菖远，参归茯神与龟板；
　　　　养血安神调心肾，固精缩尿有效验。

备注　下焦火盛，或湿热所致小便短赤涩痛者，或肾阳虚弱所致的小便频数，失禁者，均非本方所宜。

缩泉丸《魏氏家藏方》

趣记　武夷山有缩泉。

对照　乌益山○缩泉

组成与用法　乌药 6 克，益智仁 9 克。上为末，酒煎山药末为糊，做丸，每次 9 克，每日 1～2 次，开水送服。亦可按原方用量比例酌定，作汤剂，水煎服。

功效　温肾祛寒，缩尿止遗。

主治　膀胱虚寒证。症见小便频数，或遗尿不止，舌淡，脉沉弱。

方歌　缩泉丸治小便频，膀胱虚寒遗尿斟；
　　　　乌药益智共为末，山药糊丸效更珍。

备注　阴虚火旺以及下焦湿热者不可用。

第五节　固崩止带

固冲汤《医学衷中参西录》

趣记　顾冲总理要祝五位，骑龙海漂千余里。

对照　固冲棕榈药术五味　芪龙海螵茜萸蛎

组成与用法　白术30克，生黄芪18克，龙骨24克，牡蛎24克，山萸肉24克，生杭芍药12克，海螵蛸12克，茜草9克，棕榈炭6克，五味子1.5克。水煎服。

功效　益气健脾，固冲摄血。

主治　脾气虚弱，脾不统血，冲脉不固。症见血崩或月经过多，血色稀淡，心悸气短，腰膝酸软，舌淡脉细弱者。

方歌　固冲汤内用术芪，龙牡芍茜与山萸；

　　　　五味海蛸棕炭合，崩中漏下总能医。

备注　血热妄行者忌用本方。

固经丸《丹溪心法》

趣记　顾京少耍跪拜春香父亲。

对照　固经芍药龟柏椿香附芩

组成与用法　炒黄柏9克，炒黄芩、炒白芍、炙龟板各30克，椿根皮22.5克，香附7.5克。上为末，水泛丸，每取6～9克，空腹温开水送服。亦可作汤剂，水煎服。

功效　滋阴清热，止血固经。

主治　阴虚血热所致崩漏，经水过期不止，或下血量过多，血色深红，或夹紫黑稠黏瘀块，五心烦热，腹痛溲赤，腰膝酸软，舌红，脉弦数。

方歌　固经丸内龟板君，黄柏椿皮香附芩；

　　　　更加芍药糊丸服，漏下崩中均可饮。

易黄汤 《傅青主女科》

趣记　黄伯伯果欠十车药。

对照　黄柏白果芡实车药

组成与用法　炒山药 30 克，炒芡实 30 克，盐黄柏 6 克，酒车前子 3 克，白果 12 克。水煎服。

功效　固肾止带，祛湿清热。

主治　脾虚湿热带下。症见带下色黄白，黏稠腥臭，腰酸腿软，舌红，苔黄腻者。

方歌　易黄山药车前子，黄柏白果与芡实；
　　　　妇女黄带有臭气，健脾清热此方宜。

第九章　安神剂

第一节　重镇安神

朱砂安神丸《内外伤辨惑论》

趣记　操练杀敌归。

对照　草连砂地归

组成与用法　朱砂15克，黄连18克，炙甘草16.5克，生地黄4.5克，当归7.5克。上药研末做丸，每取6~9克，睡前开水送服。亦可作汤剂，用量酌情增减，朱砂研细末水飞，每次0.5克，以药汤送服。

功效　镇心安神，清热养血。

主治　心火亢盛，阴血不足。症见失眠多梦，惊悸怔忡，心胸烦热，舌红，脉细数。

方歌　朱砂安神东垣方，归连甘草合地黄；

怔忡不寐心烦乱，清热养阴可复康。

备注 阴血虚少，虚烦少寐者，不可用之；脾胃虚弱者当慎用。

磁朱丸《备急千金要方》

趣记 此是啥曲？

对照 磁石砂曲

组成与用法 磁石60克，朱砂30克，神曲120克。上药共为细末，炼蜜成丸，每次6克，每日2次，白开水送服。

功效 益阴明目，重镇安神。

主治 水火不济，心肾不交。症见视物昏花，耳鸣耳聋，心悸失眠，亦治癫痫。

方歌 磁朱丸中有神曲，安神潜阳治目疾；
　　　　心悸失眠皆可用，癫狂痫证服之宜。

第二节　滋养安神

天王补心丹 《校注妇人良方》

趣记　单位选袁主任当天找伯父买耕地。

对照　丹味玄远朱人当天枣柏茯麦梗地

趣记　三婶"早搏"每天犯，令弟当接住
　　　　五院，服用天王补心丹。

对照　三参　枣柏　麦天○　苓地当桔朱
　　　　五远　　○○天王补心丹

组成与用法　五味子、酸枣仁、柏子仁、
当归身、天门冬、麦门冬各 30 克，人参、
丹参、玄参、白茯苓、远志、桔梗各 15 克，
生地黄 120 克。为末，炼蜜为小丸，朱砂为
衣，每取 9 克，温开水送服；亦可按原方
药量酌减，作汤剂，水煎服。

功效　滋阴清热，养血安神。

主治　阴虚血少，神志不安证。症见心悸
失眠，虚烦神疲，梦遗健忘，手足心热，

大便干结，口舌生疮，舌红少苔，脉细数。

方歌 补心丹用柏枣仁，天地麦玄人丹参；

当归桔朱远苓味，滋阴养血安心神。

备注 脾胃虚寒，胃纳欠佳，湿痰留滞者，
均不宜长期服用本方。

柏子养心丸《体仁汇编》

趣记 伯父卖草地，当选昌奇去。

对照 柏茯麦草地，当玄菖杞○

组成与用法 柏子仁 120 克，枸杞子 90 克，
麦冬、当归、石菖蒲、茯神各 30 克，甘草
15 克，玄参、熟地各 60 克。炼蜜为丸，每
取 9 克，白开水送服；或作汤剂，水煎服。

功效 养心安神，补肾滋阴。

主治 阴血亏虚，心肾失调。症见精神恍
惚，怔忡惊悸，夜眠多梦，健忘盗汗，舌
红少苔，脉细数。

方歌 柏子养心地茯神，杞麦当菖草玄参；

心肾失调阴血亏，服之养血又安神。

备注 脾胃湿滞，肠滑便溏者忌用本方。

孔圣枕中丹 《备急千金要方》

趣记　龙长龟圆。

对照　龙菖龟远

组成与用法　龟板、龙骨、远志、菖蒲各等分为末，每次 3 克，每日 3 次，以酒送服；亦可做蜜丸，每取 6 克，黄酒送服。

功效　补肾宁心，益智安神。

主治　心肾不足而致健忘失眠，心神不安，或头目眩晕，舌红苔薄白，脉细弦。

方歌　枕中丹出千金方，龟板龙骨远志菖；
　　　　心神不安常失眠，宁心益志又潜阳。

酸枣仁汤 《金匮要略》

趣记　母令兄炒枣。

对照　母苓芎草枣

组成与用法　炒酸枣仁 15 克，茯苓 6 克，知母 6 克，川芎 6 克，甘草 3 克。水煎服。

功效　养血安神，清热除烦。

主治　虚烦虚劳不得眠。症见失眠心悸，盗汗，虚烦不安，头目眩晕，咽干口燥，舌红，脉弦细。

方歌 酸枣仁汤治失眠，川芎知草茯苓煎；
养血除烦清虚热，安然入睡梦香甜。

备注 阴虚火旺者不宜服用。

甘麦大枣汤 《金匮要略》

趣记 （略）

组成与用法 甘草9克，小麦15克，大枣10枚。水煎服。

功效 养心安神，和中缓急。

主治 脏躁。症见精神恍惚，时常悲伤欲哭，不能自主，心中烦乱，失眠盗汗，甚则言行失常，呵欠频作，舌淡红苔少，脉细微数。

方歌 金匮甘麦大枣汤，妇人脏躁喜悲伤；
精神恍惚常欲哭，养心安神效力彰。

第十章 开窍剂

第一节 凉开

安宫牛黄丸 《温病条辨》

趣记 安宫执勤住雄兵连，于今不射真犀牛。

对照 安宫栀芩朱雄冰连 郁金箔麝真犀牛

组成与用法 牛黄、郁金、犀角（水牛角代）、黄连、黄芩、山栀、朱砂、雄黄各30克，冰片、麝香各7.5克，珍珠（即真珠）15克。共为极细末，炼蜜为丸，每丸重3克，金箔为衣，蜡护。每服1丸，小儿酌减，日服1～2次，成人及病重体实者，日服2～3次，开水送服或化服。神志昏迷者，化开后鼻饲。

功效 清热开窍，豁痰解毒。

主治　温热病，邪热内陷心包，痰热壅闭心窍。症见高热烦躁，神昏谵语，口干舌燥，痰涎壅盛，舌红或绛，脉数有力。亦治中风昏迷，小儿惊厥，属邪热内闭者。

方歌　安宫牛黄开窍方，芩连栀郁朱雄黄；
　　　　犀角真珠冰麝箔，热闭心包功效良。

备注　孕妇慎用本方。

牛黄清心丸 《痘疹世医心法》

趣记　牛黄请新主子于今日练琴。

对照　牛黄清心朱栀郁金〇连芩

组成与用法　牛黄 0.65 克，朱砂 4.5 克，黄连 15 克，黄芩、山栀各 9 克，郁金 6 克。共为细末，炼白蜜为丸，每丸重 1.5 克，每次 1 丸，每日 2～3 次，小儿酌减，灯心汤送服。

功效　清热解毒，开窍安神。

主治　温热之邪，内陷心包。症见身热，神昏谵语，烦躁不安，以及小儿高热惊厥，中风窍闭等。

方歌 　牛黄清心朱芩连，山栀郁金蜜和丸；
　　　　　清热解毒又开窍，中风惊厥急救先。

紫雪《外台秘要》

趣记 　升妈不煮牛羊角，选进五十四箱草。

对照 　升麻朴朱牛羊角　　玄金五石四香草

组成与用法 　石膏、寒水石、滑石、磁石各 1500 克，犀角屑（水牛角代）、羚羊角屑各 150 克，青木香、沉香各 150 克，玄参、升麻各 500 克，炙甘草 240 克，丁香 30 克，朴硝 5000 克，硝石 2000 克，麝香（研）1.5 克，朱砂（飞研）90 克，黄金 3100 克（可不用）。上药为末，口服每次 1.5~3 克，每日 2 次。小儿酌量。

功效 　清热开窍，息风止痉。

主治 　热邪内陷心包，热盛动风证。症见高热烦躁，神昏谵语，痉厥，斑疹吐衄，口渴引饮，唇焦齿燥，尿赤便秘，舌红绛，苔干黄，脉数有力或弦数，以及小儿热盛惊厥。

方歌 紫雪羚犀朱朴硝，硝磁寒水滑石膏；

丁沉木麝升玄草，不用赤金法亦超。

备注 对照中"五石"指石膏、寒水石、滑石、磁石和硝石，"四香"是指青木香、沉香、丁香和麝香。脾胃虚弱者和孕妇慎用。

小儿回春丹《敬修堂药说》

趣记 会春赶牛背着沙，够沉想歇都搬下，

川军天天谈设想，参谋称职难谈话。

对照 <u>回春</u>甘牛贝朱砂　钩沉香蝎豆半夏

川军天天檀麝香　蚕木陈枳南痰化

组成与用法 川贝、陈皮、木香、白豆蔻、枳壳、法半夏、沉香、天竺黄、僵蚕、全蝎、檀香各 37.5 克，牛黄、麝香各 12 克，胆南星 60 克，钩藤 240 克，大黄（即川军）60 克，天麻 37.5 克，甘草 26 克，朱砂适量。上为末，做小丸，每丸重 0.09 克。口服，周岁以下，每次 1 丸；1~2 岁，每次 2 丸，均每日 2~3 次。

功效 开窍定惊，清热化痰。

主治 小儿急惊，痰热蒙蔽。症见发热烦躁，神昏惊厥，或反胃吐乳，夜啼不安，痰嗽哮喘，腹痛泄泻。

方歌 回春丹中用四香，蔻枳星夏并牛黄；

钩蚕陈贝麻全蝎，朱砂草竺共大黄。

备注 脾肾虚寒之慢惊风，不宜服用。痰热蒙蔽伴有阴伤之象者，应慎用。对照中"痰化"即"化痰"之意，因该方有化痰的作用。

至宝丹

《灵苑方》引郑感方，录自《苏沈良方》

趣记 治保主任熊虎想带牛安龙洗脚。

对照 至宝朱人雄琥香玳牛安龙犀角

趣记 至宝安息，朱熹带龙虎射雄牛。

对照 至宝安息，朱犀玳龙琥麝雄牛

组成与用法 生乌犀屑（水牛角代）、朱砂、雄黄、生玳瑁屑、琥珀各30克，牛黄、麝香、龙脑各0.3克，金箔（半入药，半

为衣)、银箔各 50 片，安息香 45 克。上药为末，和蜜为丸，每丸 3 克，每次 1 丸，小儿减量。

功效 化浊开窍，清热解毒。

主治 中暑、中风、温病因于痰热内闭心包证。症见神昏谵语，痰盛气粗，身热烦躁，舌红苔黄垢腻，脉滑数，以及小儿惊厥属于痰热内闭者。

方歌 至宝朱砂麝息香，雄黄犀角与牛黄；
　　　　金箔银箔兼龙脑，琥珀还同玳瑁良。

备注 若神昏谵语属阳盛阴虚或肝阳上亢者，不宜服用本方；孕妇慎用。

行军散 《霍乱论》

趣记 射杀雄牛真笑死金兵。

对照 麝砂雄牛珍硝石金冰

组成与用法 西牛黄、麝香、珍珠、冰片、硼砂各 3 克，雄黄 24 克，硝石 0.9 克，金箔 20 片。各研极细粉，再合研匀，瓷瓶密收，以蜡封之。每次 0.3 ~ 0.9 克，每日

2~3次，凉白开水送服。

功效　清热开窍，辟秽解毒。

主治　暑秽（暑月痧胀）。症见吐泻腹痛，烦闷欲绝，头目昏晕，不省人事。并治口疮咽痛。点目祛风热障翳；搐鼻可避时疫之气。

方歌　诸葛行军痧胀方，珍珠牛麝冰雄黄；
　　　　硼硝金箔共研末，窍闭神昏服之康。

备注　吐泻伤阴，阴亏液少者，慎用；孕妇忌用。

第二节　温开

苏合香丸《广济方》录自《外台秘要》

趣记　朱熹请穆香扶谭香去安息，龙脑设想如何逼陈香盯住苏合香。

对照　朱犀青木香附檀香○安息，龙脑麝香乳诃荜陈香丁术苏合香

组成与用法　白术、青木香、乌犀屑（水

牛角代）、香附子、朱砂、诃黎勒（即诃子）、白檀香、安息香、沉香、麝香、丁香、荜茇各 30 克，龙脑（即冰片）、苏合香、乳香各 15 克。上药为丸，每丸重 3 克，成人每取 1 丸，老人、小儿用量酌减，空腹温酒化服或温开水送服 。

功效 芳香开窍，行气止痛。

主治 寒闭证。症见中风，突然昏倒，牙关紧闭，不省人事，苔白，脉迟；心腹卒痛而冷，甚则昏厥，或痰壅气阻，腹痛胸痞，欲吐泻不得，突然昏倒。

方歌 苏合香丸麝息香，木丁朱乳荜檀襄；
　　　　牛冰术沉诃香附，中恶急救莫彷徨。

备注 孕妇慎服。

冠心苏合丸《中国药典》

趣记 冠新叔和穆茹谈兵。

对照 冠心苏合木乳檀冰

组成与用法 苏合香 50 克，冰片 105 克，制乳香 105 克，檀香 210 克，青木香 210

克。上药制成 1000 粒小丸，每次 1 丸，每日 1～3 次，含服或嚼服。

功效 行气活血，宽胸止痛。

主治 心绞痛，胸闷憋气，属于痰浊气滞血瘀者。

方歌 冠心苏合治心痛，青木檀乳香冰共；
芳香开窍疏气机，现代医家经常用。

备注 孕妇和脱证及热闭忌用本方。

紫金锭（玉枢丹）《丹溪心法》

趣记 含千金五姑杀雄鸡。

对照 麝千金五菇砂雄戟

组成与用法 山慈菇 60 克，红大戟 45 克，千金子霜 30 克，五倍子 90 克，麝香 9 克，雄黄 30 克，朱砂 15 克。上为末，糯米糊作锭子，阴干。每次 0.6～1.5 克，每日 2 次，白开水送服；外用醋磨，调敷患处。

功效 化痰开窍，辟秽解毒，消肿止痛。

主治 ①中暑时疫。症见脘腹胀闷疼痛，恶心呕吐，泄泻，及小儿痰厥。②外敷疔疮疖肿，虫咬损伤，无名肿毒，以及痄腮、丹毒、喉风等。

方歌 紫金锭用麝朱雄，慈戟千金五倍同；
太乙玉枢名又别，祛痰逐秽及惊风。

备注 热盛神昏者忌用。孕妇慎用。

第十一章　理气剂

第一节　行气

越鞠丸《丹溪心法》

趣记　神父指苍穹。

对照　神附栀苍芎

组成与用法　香附、川芎、苍术、神曲、山栀子各 6～10 克。上为末，水丸如绿豆大，每服 6～9 克。亦可作汤剂，水煎服。

功效　行气解郁。

主治　郁证。症见胸膈痞满，脘腹胀痛，嗳腐吞酸，恶心呕吐，饮食不消等。

方歌　越鞠丸治六郁侵，气血痰火湿食因；
　　　　芎苍香附加栀曲，气畅郁舒消痛闷。

备注　虚郁不宜用；阴虚津亏者，当慎用。

枳实薤白桂枝汤 《金匮要略》

趣记　止泻后食瓜。

对照　枝薤厚实瓜

组成与用法　枳实、厚朴、瓜蒌各 12 克，薤白 9 克，桂枝 6 克。水煎服。

功效　通阳散结，祛痰下气。

主治　胸痹证。症见胸满而痛，甚或胸痛彻背，喘息咳唾，短气，气从胁下上抢心，舌苔白腻，脉沉弦或紧。

方歌　枳实薤白桂枝汤，厚朴瓜蒌合成方；
　　　　通阳理气又散结，胸痹心痛皆可尝。

瓜蒌薤白白酒汤 《金匮要略》

趣记　（略）

组成与用法　瓜蒌实 12 克，薤白 12 克，白酒（或黄酒）适量。水煎服。

功效　通阳散结，行气祛痰。

主治　胸痹证。症见胸中闷痛，甚至胸痛彻背，喘息咳唾，短气，舌苔白腻，脉沉弦或紧。

方歌 瓜蒌薤白白酒汤，胸痹胸闷痛难当；
　　　　喘息短气时咳唾，痰壅更加半夏良。

备注 阴虚肺痨或痰热咳喘之胸痛，不宜服用。

瓜蒌薤白半夏汤《金匮要略》

趣记 （略）

组成与用法 瓜蒌实 12 克，薤白 9 克，半夏 12 克，白酒适量。水煎服。

功效 通阳散结，祛痰宽胸。

主治 胸痹而痰浊较甚，胸中满痛彻背，背痛彻胸，不能安卧者。

方歌 见"瓜蒌薤白白酒汤"条。

半夏厚朴汤《金匮要略》

趣记 夏侯将复苏。

对照 夏厚姜茯苏

组成与用法 厚朴 12 克，半夏 9 克，生姜 15 克，苏叶 6 克，茯苓 12 克。水煎服。

功效 行气散结，降逆化痰。

主治 梅核气。咽中如有物阻，咯吐不出，吞咽不下，胸膈满闷作痛，或气急咳嗽，或呕吐。舌苔白润或白滑，脉弦缓或弦滑。

方歌 半夏厚朴与紫苏，茯苓生姜共煎煮；
痰凝气聚成梅核，降逆开郁气自舒。

备注 痰气互结而无热者、津伤较重或阴虚者不宜使用。

金铃子散《太平圣惠方》录自《袖珍方》

趣记 金玲胡说。

对照 金铃胡索

组成与用法 金铃子（即川楝子）、延胡索各30克。上为细末，每取9克，酒或开水送服；亦可按原方用量比例酌定，作汤剂，水煎服。

功效 疏肝泄热，活血止痛。

主治 肝郁化火证。症见心胸胁肋诸痛，时发时止，口苦，舌红苔黄，脉弦数。

方歌 金铃子散配延胡，行气止痛痛能舒；

心腹诸疼由热郁，疏肝泄热热可除。

备注　脘腹诸痛属于寒者，非本方所宜。

延胡索汤 《济生方》

趣记　虎将当吃炒乳酱，没肉香不香？

对照　胡姜当赤草乳姜　没肉香蒲香

组成与用法　当归、延胡索、蒲黄、赤芍药、肉桂各15克，片子姜黄、乳香、没药、木香各9克，炙甘草7克。上为粗末，每取12克，加生姜7片，水煎，食前温服。

功效　行气活血，调经止痛。

主治　心腹作痛，或连腰胁，或连背膂，上下攻刺，妇女经候不调，一切血气疼痛，并可服之。

方歌　延胡散治七情伤，血气刺痛服之良；
　　　　归芍乳没草姜桂，木香蒲黄与姜黄。

备注　孕妇及气血虚损者，慎用本方。

厚朴温中汤 《内外伤辨惑论》

趣记　豆腐干炒陈姜，香扑扑。

对照 豆茯甘草陈姜，香朴○

组成与用法 厚朴、陈皮各30克，炙甘草、茯苓、草豆蔻仁、木香各15克，干姜2克。作汤剂，按原方比例酌定用量，加入生姜3片，水煎服。

功效 温中行气，燥湿除满。

主治 脾胃伤于寒湿。症见脘腹胀满或胃寒作痛，不思饮食，四肢倦怠。

方歌 厚朴温中姜陈草，苓蔻木香一齐熬；
温中行气兼燥湿，脘腹胀痛服之消。

良附丸 《良方集腋》

趣记 （略）

组成与用法 高良姜、香附子各9克。为细末，作散剂或水丸，每次6克，每日1～2次，淡盐开水送服，或米汤加姜汁饮服。

功效 行气疏肝，祛寒止痛。

主治 气滞寒凝证。胃痛呕吐，胸闷胁痛，畏寒喜热，以及妇女痛经等。

方歌 良附丸用醋香附，良姜酒洗加盐服；

米饮姜汁同调下，心脘胁痛一并除。

备注 若肝胃有郁火或胃阴亏竭，舌质红绛者，不宜应用本方。

天台乌药散 《圣济总录》

趣记 天台吾要想练兵，回乡把良将请。

对照 <u>天台乌药香楝槟</u>　茴香巴良姜青

趣记 请良将斗金兵，久谋无悔。

对照 青良姜豆金槟　酒木乌茴

组成与用法 天台乌药、木香、小茴香、青皮、高良姜各15克，槟榔9克，川楝子（即金铃子）12克，巴豆12克。先将巴豆微打破，同川楝子用麸炒黑，去巴豆及麸皮不用，水煎取汁，黄酒适量送服。

功效 行气疏肝，散寒止痛。

主治 寒凝气滞，小肠疝气。症见少腹痛引睾丸，偏坠肿胀，或少腹疼痛，舌淡，苔白，脉弦或沉迟。

方歌 天台乌药木茴香，巴豆制楝青槟姜；
　　　　行气疏肝止疼痛，寒疝腹痛是良方。

备注 湿热下注之疝痛，则不可用之。

四磨汤《济生方》

趣记 四魔饮香槟，勿要人陪。

对照 <u>四磨饮香槟</u> 乌药人○

趣记 无人想郎。

对照 乌人香榔

组成与用法 人参6克，槟榔9克，沉香6克，天台乌药6克。水煎服。

功效 行气降逆，宽胸散结。

主治 七情所伤，肝气郁结。症见胸膈不舒，气逆喘急，心下痞满，不思饮食。

方歌 四磨饮子七情侵，人参乌药槟榔沉；
浓磨煎服调滞气，实者枳壳易人参。

备注 凡素有阴虚内热，或湿热内蕴者，不宜服用。

橘核丸《济生方》

趣记 带核葡萄实心枣，穿链木箱锁不同。

对照 带核朴桃实心藻 川楝木香索布通

组成与用法　炒橘核、海藻、昆布、海带、炒川楝子、桃仁各30克，厚朴、木通、枳实、炒延胡索、桂心、木香各15克。上为细末，酒糊为丸，每取9克，空腹温酒或淡盐汤送服。

功效　行气止痛，软坚散结。

主治　寒湿疝气，睾丸肿胀偏坠，痛引脐腹。或坚硬如石，不痛不痒；阴囊肿大，成疮溃烂。

方歌　橘核丸中楝木香，延胡桂桃枳朴藏；
　　　　昆布海藻带木通，寒疝坠胀此方良。

暖肝煎《景岳全书》

趣记　姜贵妇领乌狗当回陈乡。

对照　姜桂茯苓乌枸当茴沉香

趣记　狗肉香又香，服时当要加生姜。

对照　枸肉香〇香　茯〇当药〇生姜

组成与用法　当归6克，枸杞子9克，小茴香6克，肉桂3克，乌药6克，沉香（或木香）3克，茯苓6克，生姜3～5片。水煎服。

功效 暖肝温肾，行气止痛。

主治 肝肾阴寒，睾丸冷痛，或小腹疼痛，疝气，畏寒喜暖，舌淡苔白，脉沉迟。

方歌 暖肝煎中杞茯归，茴沉乌药合肉桂；
　　　　下焦虚寒疝气痛，温补肝肾此方推。

第二节　降气

苏子降气汤《太平惠民和剂局方》

趣记 甘肃早归前湖，陈夏也归后江。

对照 甘苏枣归前胡　陈夏叶桂厚姜

趣记 早前当炒酥肉，后夜下陈皮酱。

对照 枣前当草苏肉　厚叶夏陈皮姜

组成与用法 紫苏子、半夏各 75 克，川当归 45 克，炙甘草 60 克，前胡、厚朴各 30 克，肉桂、陈皮各 45 克，生姜 2 片，大枣 1 个，苏叶 2 克。水煎服，用量按原方比例酌减。

功效 降气平喘，祛痰止咳。

主治 上实下虚，痰涎壅盛证。症见喘咳短气，胸膈满闷，或腰疼脚弱，肢体倦怠，或肢体浮肿，舌苔白滑或白腻等。

方歌 苏子降气半夏归，前胡桂朴草姜随；

上实下虚痰嗽喘，或加沉香去肉桂。

备注 肺肾两虚而无邪的喘咳，以及肺热痰喘、阴虚喘咳均不宜服用。

定喘汤《摄生众妙方》

趣记 苏冬花上拜皇亲下马拜过曹兴仁。

对照 苏冬花桑白黄芩夏麻白果草杏仁

趣记 夏桑琴炒杏果酥麻花。

对照 夏桑芩草杏果苏麻花

组成与用法 白果9克，麻黄9克，苏子6克，甘草3克，款冬花9克，杏仁4.5克，桑白皮9克，黄芩6克，半夏9克。水煎服。

功效 宣肺降气，化痰平喘。

主治 风寒外束，痰热内蕴之哮喘证。症见咳嗽痰多气急，痰稠色黄，微恶风寒，舌苔黄腻，脉滑数。

方歌 定喘白果与麻黄，款冬半夏白皮桑；
苏杏黄芩兼甘草，外寒痰热喘哮尝。

备注 哮喘日久，肺肾阴虚者，不宜使用本方。

小半夏汤 《金匮要略》

趣记 小班下江。

对照 小半夏姜

组成与用法 半夏 20 克，生姜 10 克。水煎服。

功效 化痰散结，降逆和胃。

主治 呕反不渴，心下有支饮者，以及诸呕吐谷不得下，小便自利，舌苔白滑者。

方歌 小半夏汤仲景方，仅用半夏与生姜；
和胃止呕降逆气，心下支饮此方尝。

大半夏汤 《金匮要略》

趣记 打扮下，迷人。

对照 <u>大半夏</u>　蜜人

组成与用法　半夏 15 克，人参 9 克，白蜜 9 克。水煎服。

功效　和胃降逆，益气润燥。

主治　胃反证。朝食暮吐，或暮食朝吐，宿谷不化，吐后转舒，神疲乏力，面色少华，肢体羸弱，大便燥结如羊粪状，舌淡红，苔少，脉细弱。

方歌　大半夏汤人参蜜，益气润燥降胃逆；
　　　　善治胃反朝暮吐，消瘦便秘体乏力。

旋覆代赭汤 《伤寒论》

趣记　旋覆带着姜婶下早操。

对照　<u>旋覆代赭姜参夏枣草</u>

趣记　蒋干瞎找戴花人。

对照　姜甘夏枣代花人

组成与用法　旋覆花 9 克，人参 6 克，生姜 15 克，代赭石 6 克，炙甘草 9 克，半夏 9 克，大枣 4 枚。水煎服。

功效　降逆化痰，益气和胃。

主治 胃气虚弱，痰浊内阻证。症见心下痞硬，噫气不除，或反胃呕逆，吐涎沫，舌淡，苔白滑，脉弦而虚。

方歌 旋覆代赭伤寒方，生姜半夏参煎汤；
大枣甘草和胃气，降气止噫效力彰。

备注 孕妇慎用本方；胃虚有热而呕吐、嗳气者忌用；胃肠有积滞致浊气上逆，脘腹胀满者，不宜服用。

橘皮竹茹汤 《金匮要略》

趣记 橘如枣，姜婶炒。

对照 橘茹枣　姜参草

趣记 蒋大找人煮柑橘。

对照 姜大枣人竹甘橘

组成与用法 橘皮、竹茹各15克，生姜9克，甘草6克，人参3克，大枣5枚。水煎服。

功效 降逆止呃，益气清热。

主治 胃虚有热，气逆不降。症见呃逆或干呕，舌红嫩，脉虚数。

方歌 橘皮竹茹治呕逆，人参甘草枣姜益；

胃虚有热失和降，久病之后更相宜。

备注 若呃逆属虚寒或实热所致者，不宜服用本方。

丁香柿蒂汤 《症因脉治》

趣记 湘江市人。

对照 香姜柿人

组成与用法 丁香6克，柿蒂9克，人参（或党参）3克，生姜6克。水煎服。

功效 温中益气，降逆止呃。

主治 虚寒呃逆。症见呃逆不已，胸脘痞闷，舌淡苔白，脉沉迟。

方歌 丁香柿蒂人参姜，呃逆因寒中气伤；
　　　　温中降逆又益气，胃气虚寒最相当。

第十二章　理血剂

第一节　活血祛瘀

桃核承气汤《伤寒论》

趣记　陶贵吵小黄。

对照　桃桂草硝黄

组成与用法　桃仁12克，大黄12克，桂枝6克，炙甘草6克，芒硝6克。水煎服。

功效　逐瘀泻热。

主治　下焦蓄血证。症见少腹拘急胀满，小便自利，大便色黑，谵语烦渴，其人如狂，至夜发热。以及血瘀经闭，痛经，脉沉实而涩等。

方歌　桃核承气五般施，硝黄甘草并桂枝；
　　　　　瘀热互结小腹胀，如狂蓄血功最奇。

备注 孕妇忌用本方。

下瘀血汤 《金匮要略》

趣记 这黄桃就下瘀血。

对照 䗪黄桃酒下瘀血

组成与用法 大黄6克，桃仁12克，䗪虫9克。上3味为末，炼蜜和为4丸，以酒1升，煎1丸，顿服。

功效 泻热逐瘀。

主治 产后腹痛，因干血内结，著于脐下者；亦治血瘀而致经水不利。

方歌 下瘀血汤䗪桃黄，破血下瘀此方良；
产妇腹痛干血结，经水不利服之畅。

备注 孕妇忌用。

大黄䗪虫丸 《金匮要略》

趣记 川军烧着草地，黄琴性急忙去挑水。

对照 川军芍䗪草地　黄芩杏蛴虻漆桃水

组成与用法 蒸大黄（即川军）75克，干地黄300克，芍药120克，甘草90克，黄芩、桃仁、杏仁、虻虫、水蛭、蛴螬各 60 克，䗪虫、干漆各 30 克。共为细末，炼蜜为丸，每丸重 3 克，每取 1 丸，温开水送服。亦可作汤剂，用量按原方比例酌减，水煎服。

功效 祛瘀生新。

主治 五劳虚极。症见形体羸瘦，腹满不能饮食，肌肤甲错，两目暗黑者。

方歌 大黄䗪虫芩芍桃，地黄杏草漆蛴螬；
　　　　虻虫水蛭和丸服，去瘀生新功独超。

备注 正气甚虚之癥结者慎用；孕妇忌服。

血府逐瘀汤 《医林改错》

趣记 牛耕地只吃草，柴虎当归划船逃。

对照 牛梗地枳赤草　柴胡当归花川桃

组成与用法 桃仁 12 克，红花、当归、生地、牛膝各 9 克，赤芍、枳壳各 6 克，川芎、桔梗各 5 克，柴胡、甘草各 3 克。水煎服。

功效 活血祛瘀，行气止痛。

主治 胸中血瘀，血行不畅。症见头痛、

胸痛日久不愈，痛如针刺而有定处，或呃
逆日久不止，或饮水即呛，干呕，或内热
烦闷，或心悸怔忡，或夜不能寐，或急躁
善怒，或入暮潮热，或舌质暗红、舌边有
瘀斑，或舌面有瘀点，唇暗或两目暗黑，
脉涩或弦紧。

方歌　血府当归生地桃，红花赤芍枳壳草；
　　　　柴胡芎桔牛膝等，血化下行不作痨。

备注　孕妇忌用。

通窍活血汤《医林改错》

趣记　佟巧和些红桃酱，熊聪迟早就想尝。

对照　<u>通窍活血红桃姜</u>　芎葱赤枣酒香〇

组成与用法　赤芍3克，川芎3克，桃仁9
克，红花9克，老葱6克，生姜9克，大枣
5枚，麝香（绢包）0.15克，黄酒半斤。
水煎服。

功效　活血通窍。

主治　瘀阻头面。症见头痛昏晕，或耳聋
年久，或头发脱落，面色青紫，或酒渣鼻，

或白癜风，以及妇女干血痨，小儿疳积而见肌肉消瘦、腹大青筋、潮热等。

方歌　通窍全凭好麝香，桃红大枣老葱姜；
　　　　川芎黄酒赤芍药，表里通经第一方。

备注　孕妇忌用本方。

膈下逐瘀汤《医林改错》

趣记　阁下想吃红桃宴，但无当朝指令传。

对照　膈下香赤红桃延　丹乌当草枳灵川

组成与用法　五灵脂9克，当归9克，川芎6克，桃仁9克，牡丹皮6克，赤芍6克，乌药6克，延胡索3克，香附3克，红花9克，枳壳5克，甘草3克。水煎服。

功效　活血祛瘀，行气止痛。

主治　瘀在膈下，形成积块，或小儿痞块，或肚腹疼痛，痛处不移，或卧则腹坠似有物，肾泻，久泻。

方歌　膈下逐瘀桃牡丹，赤芍乌药玄胡甘；
　　　　川芎灵脂红花枳，香附开郁血亦安。

备注　本方虚证慎用；孕妇忌用。

少腹逐瘀汤 《医林改错》

趣记 少妇回乡吃熊肉，另当赴筵莫要讲。

对照 少腹茴香赤芎肉　灵当蒲延没药姜

组成与用法 炒小茴香1.5克，炒干姜、延胡索、没药、川芎、官桂（即肉桂）各3克，赤芍、炒五灵脂各6克，当归、蒲黄各9克。水煎服。

功效 活血祛瘀，温经止痛。

主治 少腹瘀血证。症见积块疼痛或不痛，或痛而无积块，或少腹胀满；或经期腰酸少腹胀，或月经一月见三五次，连接不断，其色或紫或黑，或有瘀块，或崩漏兼少腹疼痛，或瘀血阻滞，久不受孕。

方歌 少腹茴香与炒姜，元胡灵脂没芎当；
　　　　蒲黄官桂赤芍药，调经种子第一方。

备注 实热伤阴，阴虚血燥者，不宜应用本方。

身痛逐瘀汤 《医林改错》

趣记 陶人兄弟要想富，强赶秦岭花牛归。

对照 桃仁芎地药香附 羌甘秦灵花牛归

组成与用法 秦艽、羌活、香附各 3 克，川芎、甘草、没药、炒五灵脂、地龙各 6 克，桃仁、红花、当归、牛膝各 9 克。水煎服。

功效 活血行气，祛风除湿，通痹止痛。

主治 气血痹阻经络。症见肩痛，臂痛，腰痛，腿痛，或周身疼痛，经久不愈。

方歌 身痛逐瘀膝地龙，香附羌秦草归芎；
加入五灵桃没红，通络止痛力量雄。

补阳还五汤 《医林改错》

趣记 兄吃红桃骑龙归。

对照 芎赤红桃芪龙归

组成与用法 生黄芪 120 克，当归尾 6 克，赤芍 5 克，地龙 3 克，川芎 3 克，红花 3 克，桃仁 3 克。水煎服。

功效 补气活血通络。

主治 中风后遗症。症见半身不遂，口眼
歪斜，语言謇涩，口角流涎，下肢痿废，
尿频或遗尿失禁，舌暗淡，苔白，脉缓。

方歌 补阳还五赤芍芎，归尾通经佐地龙；

四两黄芪为主药，血中瘀滞用桃红。

备注 正气未虚或阴虚阳亢，风火痰湿邪
盛，舌质红绛，苔黄厚腻或黑干燥，脉弦
数有力的中风患者忌用。

复元活血汤《医学发明》

趣记 复原才归大山家，汾酒桃仁炒红花。

对照 复元柴归大山甲 粉酒桃仁草红花

趣记 复原打柴草，逃归红楼酒家。

对照 复元大柴草 桃归红蒌酒甲

组成与用法 柴胡 15 克，瓜蒌根（即天花
粉）、当归各 9 克，红花、甘草、炮山甲各
6 克，大黄 30 克，桃仁 15 克。共为粗末，
每服 30 克，加黄酒 30ml，水煎服。

功效 活血祛瘀，疏肝通络。

主治 跌打损伤，瘀血留于胁下，痛不可忍。

方歌 复元活血有柴胡，花粉归草炮甲入；
桃仁红花大黄配，跌打损伤正宜服。

备注 虚证患者慎用；孕妇忌用。

七厘散《同寿录》

趣记 七厘散血红如朱砂，而莫要像冰。

对照 七厘散血红乳朱砂 儿没药香冰

组成与用法 血竭 30 克，麝香、冰片各 0.36 克，乳香、没药、红花各 4.5 克，朱砂 3.6 克，儿茶 7.2 克。上药共研极细末，密闭贮存。每取 0.22～1.5 克，黄酒或温开水送服。外用适量，以酒调敷伤处。

功效 活血散瘀，止痛止血，外敷止血生肌。

主治 跌打损伤，筋断骨折之瘀血肿痛，或刀伤出血。并治一切无名肿毒，烧伤烫伤等。

方歌 七厘散治跌打伤，血竭红花冰麝香；

乳没儿茶朱共末，外敷内服均见长。

备注　孕妇忌服。

温经汤《金匮要略》

趣记　吴兄将牡丹当草药卖人，贵之半角。

对照　吴芎姜牡丹当草药麦人　桂枝半胶

组成与用法　吴茱萸9克，当归6克，芍药6克，川芎6克，人参6克，桂枝6克，阿胶6克，牡丹皮6克，生姜6克，甘草6克，半夏6克，麦冬9克。水煎服。

功效　温经散寒，祛瘀养血。

主治　冲任虚寒，瘀血阻滞证。症见漏下不止，月经不调，或前或后，或一月再行，或逾期不止，或经停不至，而见入暮发热，手心烦热，唇口干燥，少腹里急，腹满。亦治妇人久不受孕。

方歌　温经汤用吴萸芎，归芍丹桂姜夏冬；
　　　　参草益脾胶养血，调经重在暖胞宫。

备注　凡月经不调，崩漏之证，属肝郁气滞，或有实火者，或腹满有块，为实证瘀血者，不宜使用本方。

温经汤 《妇人大全良方》

趣记　人饿当炒熊肉莫啖牛。

对照　人芪当草芎肉牡丹牛

组成与用法　当归、川芎、肉桂、莪术、牡丹皮各 6 克，人参、牛膝、甘草各 9 克。水煎服。

功效　温经补虚，化瘀止痛。

主治　血海虚寒，月经不调，血气凝滞，脐腹作痛，其脉沉紧。

方歌　妇人良方温经汤，川芎肉桂牡丹当；
　　　　加入莪膝化瘀痛，参草补虚妇人尝。

生化汤 《傅青主女科》

趣记　曹刿逃窜九江。

对照　草归桃川酒姜

组成与用法　全当归 24 克，川芎 9 克，桃仁 6 克，炮黑姜 2 克，炙甘草 2 克。水煎服，或酌加黄酒同煎。

功效 养血祛瘀，温经止痛。

主治 产后血虚受寒，瘀阻胞宫，症见恶露不行，小腹冷痛。

方歌 生化汤是产后方，归芎桃草酒炮姜；
消瘀活血功偏擅，止痛温经效亦彰。

备注 血热而有瘀滞者忌用本方。

失笑散 《太平惠民和剂局方》

趣记 蒲黄领旨使小伞。

对照 蒲黄灵脂失笑散

组成与用法 五灵脂、蒲黄各 6 克。共为细末，每服 6 克，用黄酒或醋冲服。或作汤剂，水煎服。

功效 活血祛瘀，散结止痛。

主治 瘀血停滞。症见心胸刺痛，脘腹疼痛，或产后恶露不行，或月经不调，少腹急痛等。

方歌 失笑灵脂蒲黄同，等量为散酽醋冲；
瘀滞心腹时作痛，祛瘀止痛有奇功。

备注 孕妇忌用本方；胃弱者慎用。

活络效灵丹《医学衷中参西录》

趣记　小玲没想当单身。

对照　效灵没香当丹参

组成与用法　当归、丹参、生明乳香、生明没药各 15 克。水煎服。

功效　活血祛瘀，通络止痛。

主治　气血郁滞。症见心腹疼痛，腿痛臂痛，跌打瘀肿，内外疮疡，及癥瘕积聚等。

方歌　活络效灵用丹参，当归乳香没药存；
　　　　癥瘕积聚腹中痛，煎服此方可回春。

备注　本方体虚者慎用，孕妇忌用。

丹参饮《时方歌括》

趣记　谭香担沙。

对照　檀香丹砂

组成与用法　丹参 30 克，檀香、砂仁各 4.5 克。水煎服。

功效　活血祛瘀，行气止痛。

主治　血瘀气滞，心胃诸痛。

方歌　丹参饮中用檀香，砂仁合用成妙方；

血瘀气滞两相结，心胃诸痛用之良。

桂枝茯苓丸《金匮要略》

趣记　陶贵服丹药。

对照　桃桂茯丹药

组成与用法　桂枝、茯苓、丹皮、桃仁、芍药各9克。共为末，炼蜜为丸，每日饭前服3~5克。

功效　活血化瘀，缓消癥块。

主治　瘀阻胞宫证。症见腹痛拒按，或漏下不止，血色紫黑，或妊娠胎动不安等。

方歌　金匮桂枝茯苓丸，桃仁芍药和牡丹；

等分为末蜜丸服，缓消癥块胎可安。

鳖甲煎丸《金匮要略》

趣记　贵妇嫁人瞎威风，小琴逃去牡丹亭；

郎君干将无柴烧，这叫后世不赞同。

对照　桂妇甲人夏葳蜂　　硝芩桃瞿牡丹葶

螂军干姜乌柴芍　　䗪胶厚石〇〇〇

组成与用法 炙鳖甲 90 克，乌扇（即射干）、黄芩、鼠妇、干姜、大黄（即川军）、桂枝、石韦、厚朴、瞿麦、紫葳、阿胶各 22.5 克，柴胡、蜣螂各 45 克，芍药、牡丹、䗪虫各 37 克，炙蜂窠 30 克，赤硝 90 克，桃仁 15 克，人参、半夏、葶苈各 7.5 克。为丸，每次 3 克，每日 3 次，白开水送服。

功效 行气活血，祛湿化痰，软坚消癥。

主治 疟疾日久不愈，胁下痞硬成块，结为疟母；或癥瘕结于胁下，推之不移，腹中疼痛，肌肉消瘦，纳差，时有寒热，或者女子经闭等。

方歌 鳖甲煎丸疟母方，䗪虫鼠妇及蜣螂；
　　　　蜂窠石韦人参射，桂朴紫葳丹芍姜；
　　　　瞿麦柴芩胶半夏，桃仁葶苈和硝黄；
　　　　疟疾日久胁下硬，癥消积化保安康。

备注 正气虚甚的癥结患者慎用。

第二节 止血

十灰散 《十药神书》

趣记 大鸡毛黄，小鸡蛋绿，何值百钱？

对照 大蓟茅黄 小蓟丹棕 荷栀柏茜

组成与用法 大蓟、小蓟、荷叶、侧柏叶、白茅根、茜草根、山栀子、大黄、牡丹皮、棕榈皮各 9 克。上药各烧灰存性，研极细末，白藕或萝卜捣汁磨京墨半碗，调服 15 克。或作汤剂，水煎服。

功效 凉血止血。

主治 血热妄行。症见吐血，咯血，嗽血，衄血。

方歌 十灰散用十般灰，柏茅茜荷丹棕煨；
　　　二蓟栀黄各炒黑，上部出血势能催。

备注 若出血属于虚寒者忌用。

四生丸 《妇人大全良方》

趣记　弟爱野百合。

对照　地艾叶柏荷

组成与用法　生荷叶、生艾叶、生柏叶、生地黄各等分研末，丸如鸡子大，每服 1 丸（约 12 克）。也可作汤剂，水煎服。

功效　凉血止血。

主治　血热妄行所致吐血、衄血，血色鲜红，口燥咽干，舌红或绛，脉弦数有力。

方歌　四生丸用三叶煎，柏艾荷叶生地鲜；
　　　　血热妄行吐衄用，血随火降此方痊。

咳血方 《丹溪心法》

趣记　嗑青海瓜子。

对照　诃青海瓜栀

趣记　咳血只喝青海蜜瓜浆。

对照　咳血栀诃青海蜜瓜姜

组成与用法　青黛 6 克，瓜蒌仁、海粉、炒山栀子各 9 克，诃子 6 克。上研末，以蜜

同姜汁为丸，噙化 6 ~ 9 克，开水送服。或
作汤剂，水煎服。

功效 清肝宁肺，凉血止血。

主治 肝火犯肺之咳血证。症见咳嗽痰稠
不爽，痰中带血，心烦易怒，胸胁作痛，
口苦咽干，颊赤便秘，舌红苔黄，脉弦数。

方歌 咳血方中诃子收，瓜蒌海粉山栀投；

　　　　青黛蜜丸口噙化，咳嗽痰血服之瘳。

备注 肺寒咳嗽，脾虚便溏者忌用。

小蓟饮子《济生方》

趣记 小纪当归山凹住，滑实木地干草铺。

对照 <u>小蓟</u>当归山藕竹　滑石木地甘草蒲

组成与用法 生地黄、小蓟、滑石、木通、
炒蒲黄、藕节、淡竹叶、当归、山栀子、
炙甘草各 9 克。水煎服。

功效 凉血止血，利水通淋。

主治 下焦瘀热，而致血淋。症见尿中带
血，小便频数，赤涩热痛，或尿血，而见
舌红脉数等。

方歌 小蓟饮子藕蒲黄，木通滑石生地裹；

　　　　归草山栀淡竹叶，血淋热结服之良。

备注 血淋日久正虚者，非本方所宜。

槐花散《普济本事方》

趣记 百岁之槐。

对照 柏穗枳槐

趣记 掰坏戒指。

对照 柏槐芥枳

组成与用法 炒槐花 12 克，柏叶 12 克，荆芥穗 6 克，枳壳 6 克。上药研细末，米汤或开水空腹调服 6 克。或作汤剂，水煎服。

功效 清肠凉血，疏风行气。

主治 肠风脏毒下血。症见便前或便后出血，或粪中带血，以及痔疮出血，血色鲜红或晦暗。

方歌 槐花散治肠风血，芥穗枳壳侧柏叶；

　　　　共为细末米汤下，凉血疏风又清热。

备注 便血日久，属气虚或阴虚者，不宜使用。

黄土汤 《金匮要略》

趣记　主妇勤浇黄土草地。

对照　术附芩胶黄土草地

组成与用法　甘草、干地黄、白术、炮附子、阿胶、黄芩各 9 克，灶心黄土 30 克。先将灶心土水煎取清汤，再加余药煎煮，阿胶烊化冲服。

功效　温阳健脾，养血止血。

主治　脾阳不足、中焦虚寒所致阳虚便血。症见大便下血，或吐血、衄血。及妇人崩漏，血色暗淡，四肢不温，面色萎黄，舌淡苔白，脉沉细无力者。

方歌　黄土汤用芩地黄，术附阿胶甘草尝；
　　　　温阳健脾能摄血，便血崩漏服之康。

备注　有外邪者忌用本方；血热妄行、血色鲜红者也忌用。

第十三章　治风剂

第一节　疏散外风

川芎茶调散《太平惠民和剂局方》

趣记　抢薄信纸传抄经方。

对照　羌薄辛芷川草荆防

组成与用法　川芎、荆芥各 120 克，白芷、羌活、炙甘草各 60 克，细辛 30 克，防风 45 克，薄荷 240 克。上为细末，每取 6 克，每日 2 次，食后用清茶调服。

功效　疏风止痛。

主治　外感风邪头痛。症见偏正头痛，或巅顶作痛，或恶寒发热，目眩鼻塞，舌苔薄白，脉浮者。

方歌　川芎茶调散荆防，辛芷薄荷甘草羌；

目昏鼻塞风攻上，正偏头痛悉能康。

备注 久病气虚、血虚，或肝肾阴亏、肝阳上亢、肝风内动引起的头痛，均非所宜。

菊花茶调散《丹溪心法》

趣记 餐巾纸，薄信封，货退曹菊兄。

对照 蚕荆芷　薄辛风　活蜕草菊芎

组成与用法 川芎 60 克，荆芥穗 60 克，白芷 60 克，羌活 60 克，甘草 60 克，细辛 30 克，防风 45 克，菊花 60 克，僵蚕 15 克，蝉蜕 15 克，薄荷 15 克。上共研细末，每次 6 克，每日 2 次，茶水调服；也可作汤剂，酌量水煎服。

功效 疏风止痛，清利头目。

主治 风热上扰头目，偏正头痛，或巅顶作痛，头晕目眩。

方歌 菊花茶调羌芷芎，蚕蝉薄辛荆草风；
　　　　疏风止痛清头目，专治眩晕与头痛。

大秦艽汤 《素问病机气宜保命集》

趣记　大秦救八珍无人放心，胜弟抢高琴
　　　　白痴独活。

对照　<u>大秦艽八珍无人防辛　生地羌膏芩</u>
　　　　<u>白芷独活</u>

组成与用法　秦艽 90 克，川芎、独活、当
归、白芍、石膏、甘草各 60 克，羌活、防
风、白芷、黄芩、白术、茯苓、生地、熟
地各 30 克，细辛 15 克。作汤剂，水煎服。

功效　祛风清热，养血活血。

主治　风邪初中经络证。症见口眼㖞斜，
舌强不能言语，手足不能运动，风邪散见，
不拘一经者。

方歌　大秦艽汤羌独防，芎芷辛芩二地黄；
　　　　石膏归芍苓甘术，风邪散见可通尝。

备注　对照中"八珍无人"是指八珍汤去
人参。类中风（内风）患者禁用。

小活络丹（活络丹）《太平惠民和剂局方》

趣记　小活络如没二巫难抵龙。

对照　小活络乳没二乌南地龙

趣记　如没地龙，草川难行。

对照　乳没地龙　草川南星

组成与用法　川乌、草乌、地龙、天南星各180克，乳香、没药各66克。上药粉碎为细末，过筛，混匀，炼蜜为丸，每丸重3克。每次1丸，每日2次，用陈酒或温开水送服。

功效　祛风除湿，化痰通络，活血止痛。

主治　风寒湿邪留滞经络之证。症见肢体筋脉拘挛疼痛，关节屈伸不利，疼痛游走不定。亦治中风，手足麻木不仁，日久不愈，腰腿沉重，或腿臂间作痛。

方歌　小活络丹用胆星，二乌乳没地龙并；
　　　　中风手足皆麻木，风痰瘀血闭在经。

备注　阴虚、血虚有热及孕妇，均当慎用或忌用。

大活络丹《兰台轨范》

趣记　八珍少熊骨，白蛇抢黑妇；

　　　　按钉入寸木，货沉箱伏虎；

　　　　两笼松豆心，先请解放军；

　　　　西牛慌练兵，天天骂黄琴；

　　　　售草无要赊，选官归观众；

　　　　各参药全终。

对照　八珍少芎骨　　白蛇羌黑附

　　　　安丁乳寸木　　藿沉香附虎

　　　　两龙松豆辛　　仙青蝎防军

　　　　犀牛黄连冰　　天天麻黄芩

　　　　首草乌药蛇　　玄官龟贯众

　　　　葛蚕药○○

组成与用法　白花蛇、乌梢蛇、威灵仙、两头尖、草乌、天麻、全蝎、首乌、炙龟板、麻黄、贯众、炙甘草、羌活、官桂、藿香、乌药、黄连、熟地黄、大黄（即川军）、木香、沉香各60克，细辛、赤芍药、没药、丁香、乳香、僵蚕、姜制天南星、青皮、骨碎补、白豆蔻仁、安息香、黑附子、黄芩、茯苓、香附、玄参、白术各30克，防风75克，葛根、炙虎胫骨、当归各45克，血竭21克，炙地龙、犀角（水牛角代）、麝香（即元寸）、松脂各15克，牛黄、冰片各4.5克，人参90克。以上50味，合和研末，蜜丸如桂圆核大，金箔为衣。每次1丸，每日1~2次，陈酒或温开水送服。

功效 祛风湿，益气血，活络止痛。

主治 中风瘫痪，痿痹，痰厥，阴疽，流注，跌打损伤等。

方歌 大活络丹药味丰，四君四物减川芎；
　　　　白乌两蛇蚕蝎蔻，麻辛附葛羌防风；
　　　　乳没灵仙芩连贯，草乌首乌丁地龙；
　　　　南星青皮骨碎补，木香沉香官桂同；
　　　　天麻台乌息香茯，虎龟犀麝玄牛从；
　　　　两头尖外又松脂，大黄香附竭冰共；
　　　　瘫痪痿痹悉可疗，蜜丸箔衣陈酒送。

备注 对照中"八珍少芎"指八珍汤去掉

了川芎。趣记中将带"香"字的药和带"乌"的药连在一块，便于记忆。

牵正散 《杨氏家藏方》

趣记　钱正馋服蝎子酒。

对照　牵正蚕附蝎子酒

组成与用法　白附子、僵蚕、全蝎各等分（均生用）。上为细末，每取 3 克，温酒调服；亦可作汤剂，水煎服。

功效　祛风化痰止痉。

主治　中风，口眼㖞斜。

方歌　经络中风牵正散，白附全蝎与僵蚕；
　　　　三药研末酒调下，内服外敷病自安。

备注　如气虚血瘀，或肝风内动而引起的口眼㖞斜，不宜单用本方。

止痉散 《流行性乙型脑炎》

趣记　全无止境。

对照　全蜈止痉

组成与用法　全蝎、蜈蚣各等分。上为细

末，每次 1~1.5 克，每日 2~4 次，白开水
送服。

功效 祛风止痉。

主治 痉厥，四肢抽搐等。

方歌 止痉全蝎与蜈蚣，祛风止痛功力宏；
惊风抽搐可缓解，又治脑炎破伤风。

玉真散《外科正宗》

趣记 玉真难防夫子抢马桶。

对照 玉真南防附芷羌麻童

组成与用法 天南星、防风、白芷、天麻、
羌活、白附子各等分。上为细末，每次 3~
6 克，用热酒或童便调服；外用适量，敷患
处。亦可作汤剂，水煎服。

功效 祛风化痰，定搐止痉。

主治 破伤风。症见牙关紧急，口撮唇紧，
目斜，身体强直，角弓反张，脉弦紧。

方歌 玉真散治破伤风，牙关紧急反张弓；
星麻白附羌防芷，外敷内服一方通。

备注 破伤风而见津气两虚者不宜服用。

孕妇忌用。

消风散 《外科正宗》

趣记 牧童放牛常住草地，胡妈警告鬼只
缠裤腿。

对照 木通防牛苍术草地　胡麻荆膏归知
蝉苦○

组成与用法 荆芥、防风、牛蒡子、蝉蜕、
苍术、苦参、石膏、知母、当归、胡麻仁、
生地各6克，木通、甘草各3克。水煎服。

功效 疏风养血，清热除湿。

主治 风疹，湿疹。症见皮肤疹出色红，
或遍身云片斑点，瘙痒，抓破后渗出津水，
苔白或黄，脉浮数有力。

方歌 消风散内有荆防，蝉蜕胡麻苦参苍；
　　　　知膏蒡通归地草，风疹湿疹服之康。

第二节　平息内风

羚角钩藤汤《通俗伤寒论》

趣记　领狗上草地，少妇背竹菊。

对照　羚钩桑草地　芍茯贝竹菊

组成与用法　羚角片（先煎）4.5克，双钩藤（后入）9克，霜桑叶6克，滁菊花9克，鲜生地黄15克，生白芍药9克，川贝母12克，淡竹茹15克，茯神木9克，生甘草3克。水煎服。

功效　凉肝息风，增液舒筋。

主治　肝经热盛，热极动风。症见高热烦躁，手足抽搐，发为痉厥，甚则神昏，舌质绛而干，或舌焦起刺，脉弦而数。

方歌　息风羚角钩藤汤，桑菊茯神鲜地黄；
　　　　贝草竹茹同芍药，肝风内动急煎尝。

备注　若邪热久羁，耗伤真阴，以致虚风内动者，非本方所宜。

钩藤饮 《医宗金鉴》

趣记 领洋人全天赶狗。

对照 羚羊人全天甘钩

组成与用法 钩藤（后下）9 克，羚羊角（磨粉冲服）0.5 克，全蝎 1 克，人参 3 克，天麻 6 克，炙甘草 2 克。水煎服。

功效 清热息风，益气解痉。

主治 小儿天钓。症见牙关紧闭，手足抽搐，惊悸壮热，头目仰视兼见气虚者。

方歌 钩藤饮用羚羊角，全蝎麻参炙甘草；
小儿急惊牙关紧，手足抽搐急煎熬。

备注 本方主治中"小儿天钓"即婴幼儿抽搐证，属于惊风的范围。

镇肝息风汤 《医学衷中参西录》

趣记 牛恋草原龙离天，因卖这龟板要镇肝。

对照 牛楝草元龙蛎天 茵麦赭龟板药镇肝

组成与用法 怀牛膝、生代赭石各 30 克，生龙骨、生牡蛎、生龟板、生杭芍药、玄参（即元参）、天冬各 15 克，川楝子、生麦芽、茵陈各 6 克，甘草 4.5 克。水煎服。

功效 镇肝息风，滋阴潜阳。

主治 肝肾阴亏，肝阳上亢，肝风内动所致类中风。症见头目眩晕，目胀耳鸣，脑部热痛，心中烦热，面色如醉，或肢体渐觉不利，口角渐形㖞斜；甚或眩晕颠仆，不知人事，移时苏醒；或醒后不能复原，精神短少，脉弦长有力者。

方歌 镇肝息风芍天冬，玄参牡蛎赭茵供；
麦龟膝草龙川楝，肝风内动有奇功。

备注 脾胃虚弱者慎用。

建瓴汤《医学衷中参西录》

趣记 白龙骨折，要铁牛犁山地。

对照 柏龙骨赭 药铁牛蛎山地

组成与用法 生怀山药 30 克，怀牛膝 30 克，生赭石 24 克，生龙骨 18 克，生牡蛎 18 克，生地黄 18 克，生杭芍药 12 克，柏子仁 12 克。磨取铁锈浓水，以之煎药服。

功效 镇肝息风，滋阴安神。

主治 肝阳上亢。症见头晕目眩，耳鸣目胀，心悸健忘，烦躁不安，失眠多梦，脉弦长而硬。

方歌 建瓴汤内有牛膝，赭石龙牡与生地；
　　　　芍药柏仁加怀山，阳亢眩晕效无匹。

天麻钩藤饮《中医内科杂病证治新义》

趣记 益母几夜叫肚疼，父亲只希望天明。

对照 益母寄夜交杜藤　茯苓栀膝○天明

趣记 天马沟腾教绝技，杜仲擒牛神旨意。

对照 <u>天麻钩藤交决寄</u>　杜仲芩牛神栀益

组成与用法 天麻9克，钩藤（后下）12克，石决明（先煎）18克，栀子、黄芩各9克，川牛膝12克，杜仲、益母草、桑寄生、夜交藤、朱茯神各9克。水煎服。

功效 平肝息风，清热活血，补益肝肾。

主治 肝阳偏亢，肝风上扰证。症见头痛，眩晕，失眠，舌红，苔黄，脉弦。

方歌 天麻钩藤石决明，杜仲牛膝桑寄生；

栀子黄芩益母草，茯神夜交安神宁。

大定风珠 《温病条辨》

趣记 大定风扫地板，为别人干啊，极卖力。

对照 大定风芍地板　味鳖仁甘阿　鸡麦蛎

组成与用法 生白芍18克，阿胶9克，生龟板12克，生鳖甲12克，干地黄18克，麻仁9克，五味子6克，生牡蛎12克，麦冬18克，炙甘草12克，生鸡子黄2个。水煎，去渣，入阿胶烊化，再入鸡子黄，搅匀，分次温服。

功效 滋阴息风。

主治 阴虚动风证。温病热邪久羁，热灼真阴，或因误用汗下，重伤阴液。症见神倦瘛疭，脉气虚弱，舌绛苔少，有时时欲脱之势。

方歌 大定风珠鸡子黄，再合加减复脉汤；
　　　　三甲并同五味子，滋阴息风是妙方。

备注 本方系由加减复脉汤加三甲（龟板、鳖甲、牡蛎）和五味子组成。药味多滋腻，若壮火尚盛者，不得用之。

三甲复脉汤 《温病条辨》

趣记　阿妈卖冬草，要离别贵地。

对照　阿麻麦冬草　药蛎鳖龟地

组成与用法　炙甘草、干地黄、生白芍药各18克，麦冬、生牡蛎各15克，阿胶（烊化）、麻仁各9克，生鳖甲24克，生龟板30克。水煎服。

功效　滋阴复脉，潜阳息风。

主治　温病邪热羁留下焦，热深厥甚。症见脉细促，心中憺憺大动，甚则心中痛者。

方歌　三甲复脉蛎龟鳖，地芍胶麻草麦列；
　　　　温邪伤阴肢疼挛，息风潜阳又养血。

备注　若由邪热炽盛引起的痉厥、抽搐，不宜服用本方。

阿胶鸡子黄汤 《通俗伤寒论》

趣记　罗斯福地里烧草，鸡鸣狗叫。

对照　络石茯地蛎芍草　鸡明钩胶

组成与用法 陈阿胶（烊冲）、双钩藤各 6 克，生白芍、络石藤各 9 克，大生地、生牡蛎、茯神木各 12 克，石决明 15 克，清炙草 2 克，鸡子黄 2 个。水煎服。

功效 滋阴养血，柔肝息风。

主治 邪热久羁，灼烁阴血，致阴血不足，虚风内动。症见筋脉拘急，手足瘈疭，类似风动，头目眩晕，舌绛苔少，脉细数。

方歌 阿胶鸡子黄汤好，地芍钩藤牡蛎草；
　　　　决明茯神络石藤，阴虚风动此方保。

备注 凡阳热亢盛、热极动风引起的手足抽搐，不宜应用本方。

第十四章　治燥剂

第一节　轻宣外燥

杏苏散 《温病条辨》

趣记　姓苏姐讲钱只找二陈。

对照　杏苏桔姜前枳枣二陈

组成与用法　苏叶、杏仁、半夏、茯苓、前胡各9克，橘皮（即陈皮）、苦桔梗、枳壳各6克，甘草3克，生姜3片，大枣3枚。水煎温服。

功效　轻宣凉燥，宣肺化痰。

主治　外感凉燥。症见头微痛，恶寒无汗，咳嗽痰稀，鼻塞咽干，苔白，脉弦。

方歌　杏苏散内夏陈前，枳桔苓草姜枣研；
　　　　轻宣温润治凉燥，咳止痰化病自痊。

备注 本方不适宜风温之证，不能作为四时伤风咳嗽通用之方。对照中"二陈"指"二陈汤"，详见该条。

桑杏汤 《温病条辨》

趣记 商厦备梨汁行人吃。

对照 桑沙贝梨栀杏仁豉

趣记 桑兴背傻子吃梨。

对照 桑杏贝沙栀豉梨

组成与用法 桑叶、象贝、香豆豉、栀皮、梨皮各3克，杏仁4.5克，沙参6克。水煎服。

功效 轻宣温燥，润肺止咳。

主治 外感温燥，邪在肺卫。症见头痛，身热不甚，口渴，咽干鼻燥，干咳无痰，或痰少而黏，苔薄白而干，脉浮数而右脉大者。

方歌 桑杏汤中象贝宜，沙参栀豉与梨皮；
干咳鼻燥右脉大，辛凉甘润燥能医。

清燥救肺汤 《医门法律》

趣记　高妈叫商人把杏干卖。

对照　膏麻胶桑人杷杏甘麦

组成与用法　霜桑叶9克，煅石膏8克，甘草3克，人参2克，炒胡麻仁3克，真阿胶3克，麦门冬4克，炒杏仁2克，蜜炙枇杷叶3克。水煎，频频热服。

功效　清燥润肺，养阴益气。

主治　温燥伤肺证。症见身热头痛，干咳无痰，气逆而喘，咽干鼻燥，胸痞胁痛，心烦口渴，舌干无苔，脉虚大而数。

方歌　清燥救肺参草杷，石膏胶杏麦胡麻；
　　　　经霜收下冬桑叶，清燥润肺效可夸。

备注　脾胃虚弱，消化不良者慎用。

第二节 滋阴润燥

增液汤《温病条辨》

趣记 曾爷卖鲜生地。

对照 增液麦玄生地

组成与用法 玄参30克，麦冬、细生地各24克。水煎服。

功效 增液润燥。

主治 阳明温病，津亏便秘证。症见大便秘结，或下后二三日，下证复现，口渴，舌干红，脉细数或沉而无力者。

方歌 增液玄参与地冬，热病津枯便不通；补药之体作泻剂，但非重用不为功。

备注 阳明实热便秘，非本方所宜。

增液承气汤《温病条辨》

趣记 皇帝卖元宵。

对照 黄地麦元硝

组成与用法 玄参（即元参）30 克，麦冬、生地各 24 克，大黄 9 克，芒硝 4.5 克。水煎服。

功效 滋阴增液，泄热通便。

主治 阳明温病，热结津亏。症见大便干燥，下之不通，脘腹胀满，口干唇燥，舌红苔黄，脉细数。

方歌 增液承气玄地冬，更加硝黄力量雄；
温病阴亏实热结，养阴泄热肠道通。

备注 产后血虚，老年肾虚之便秘，不宜服用。

麦门冬汤 《金匮要略》

趣记 买东京人参早操办。

对照 麦冬粳人参枣草半

组成与用法 麦门冬 42 克，半夏 6 克，人参 9 克，甘草 6 克，粳米 3 克，大枣 4 枚。水煎温服。

功效 润肺益胃，降逆下气。

主治 ①肺痿，肺阴不足，咳逆上气。症见咯痰不爽，或咳吐涎沫，口干咽燥，手足心热，舌红少苔，脉虚数。②胃阴不足。症见气逆呕吐，舌红少苔，脉虚数。

方歌 麦门冬汤用人参，枣草粳米半夏存；

肺痿咳逆因虚火，益胃生津此方珍。

益胃汤《温病条辨》

趣记 玉帝卖砂糖。

对照 玉地麦沙糖

组成与用法 沙参9克，麦冬15克，冰糖3克，细生地15克，玉竹4.5克。水煎服。

功效 养阴益胃。

主治 阳明温病，胃阴损伤证。症见胃脘灼痛，不能食，口干咽燥，舌红少苔，脉细数者。

方歌 益胃汤能养胃阴，冰糖玉竹与沙参；

麦冬生地同煎服，温病须虑热伤津。

玉液汤《医学衷中参西录》

趣记 田奇哥要喂母鸡。

对照 天芪葛药味母鸡

组成与用法 生山药 30 克，生黄芪 15 克，知母 18 克，生鸡内金 6 克，葛根 6 克，五味子 9 克，天花粉 9 克。水煎服。

功效 益气滋阴，固肾止渴。

主治 消渴病。症见经常口渴，饮水不解，小便频数量多，或小便混浊，困倦气短，脉虚细无力。

方歌 玉液山药芪葛根，花粉知味鸡内金；
消渴口干溲多数，补脾固肾益气阴。

备注 若湿热较盛者不宜服用本方。

琼玉膏 《洪氏集验方》引申铁瓮方

趣记 沈弟服蜜。

对照 参地茯蜜

趣记 琼玉搞敌人密令。

对照 琼玉膏地人蜜苓

组成与用法 人参 75 克，鲜地黄汁 800 克，茯苓 150 克，白蜜 500 克。先以地黄汁同蜜煮沸，入人参、茯苓末和匀制膏，每次取

20克，每日3次，温酒或白开水化服；亦可以上药1/15量水煎服。

功效 滋阴润肺，益气补脾。

主治 肺痨。症见干咳少痰，咽燥咯血，肌肉消瘦，气短乏力，舌红少苔，脉细数。

方歌 琼玉膏用生地黄，人参茯苓白蜜尝；
　　　　肺燥干咳虚劳证，金水相滋效力彰。

备注 若咳嗽咯血由外感所致或兼表证者，不宜使用本方。

养阴清肺汤《重楼玉钥》

趣记 元旦干杯，冬弟少喝。

对照 元丹甘贝　冬地芍荷

组成与用法 大生地黄6克，麦冬9克，生甘草3克，玄参（即元参）9克，贝母5克，丹皮5克，薄荷3克，炒白芍5克。水煎服。

功效 养阴清肺，解毒利咽。

主治 白喉。症见喉间起白如腐，不易拭去，咽喉肿痛，初起或发热或不发热，鼻干唇燥，或咳或不咳，呼吸有声，似喘非喘，脉数无力或细数。

方歌　养阴清肺是妙方，玄参草芍麦地黄；
　　　　薄荷贝母丹皮入，时疫白喉急煎尝。

备注　脾虚便溏者应慎用。

百合固金汤《慎斋遗书》

趣记　弟弟卖草药，百元皆归母。

对照　地地麦草药　百元桔归母

组成与用法　百合 12 克，生地、熟地、当归身、麦冬各 9 克，白芍、桔梗、川贝母各 6 克，玄参（即元参）、甘草各 3 克。水煎服。

功效　滋肾养肺，止咳化痰。

主治　肺肾阴虚，虚火上炎证。症见咳嗽气喘，痰带血丝，咽喉干痛，头晕目眩，手足心热或午后潮热，骨蒸盗汗，舌红少苔，脉细数。

方歌　百合固金二地黄，玄参川贝桔甘藏；
　　　　麦冬白芍当归配，喘咳痰血肺家伤。

补肺阿胶汤《小儿药证直诀》

趣记　不费阿娇牛马草，杏仁糯米炒。

对照　<u>补肺阿胶牛马草</u>　杏仁糯米炒

趣记　杏米炒，牛马叫。

对照　杏米草　牛马胶

组成与用法　阿胶9克，牛蒡子3克，炙甘草1.5克，马兜铃6克，杏仁6克，炒糯米6克。上药共为细末，每取6克，水煎，食后温服。

功效　养阴补肺，清热止咳。

主治　肺虚热盛。症见咳嗽气喘，咽喉干燥，咳痰不多或痰中带血，舌红少苔，脉浮细数。

方歌　补肺阿胶草糯米，兜铃杏仁牛蒡子；
　　　　养阴补肺兼清热，咳嗽气喘痰血止。

备注　肺虚无热，内寒咳嗽，或外有表寒，内有痰浊者，均非本方所宜。

第十五章　祛湿剂

第一节　燥湿和胃

平胃散《简要济众方》

趣记　蒋干早晨藏竹后。

对照　姜甘枣陈苍术厚

组成与用法　苍术 120 克，厚朴 90 克，陈皮 60 克，炒甘草 30 克。上为细末，每取 6 克，加姜 2 片，干枣 2 枚，水煎，食前温服。

功效　燥湿运脾，行气和胃。

主治　湿滞脾胃证。症见腹胀纳差，口淡无味，呕吐恶心，嗳气吞酸，肢体沉重，怠惰嗜卧，常多自利，舌苔白腻厚，脉缓。

方歌　平胃散用朴陈皮，苍术甘草姜枣齐；

　　　　燥湿运脾除胀满，调胃和中此方宜。

备注 孕妇不宜服用。

不换金正气散 《易简方》

趣记 货箱藏不下柑橘。

对照 藿香苍朴夏甘橘

组成与用法 厚朴、藿香、甘草、半夏、苍术、陈皮（即橘皮）各等分。共为细末，每取9克，加生姜3片，大枣2枚，水煎服。

功效 解表化湿，和胃止呕。

主治 瘴疫时气，霍乱吐泻等。

方歌 不换金用藿朴夏，苍术陈皮甘草加；
化湿和胃止吐泻，霍乱疫气效果佳。

柴平汤 《景岳全书》

趣记 将臣藏草后，钦差瞎找人。

对照 姜陈苍草厚　芩柴夏枣人

组成与用法 柴胡、人参、半夏、黄芩、甘草、陈皮、厚朴、苍术各6克，加姜、枣煎服。

功效 和解少阳，祛湿和胃。

主治 湿疟，一身尽痛，手足沉重，寒多热少，脉濡。

方歌 小柴胡合平胃散，寒多热少湿疟铲。

备注 本方由"小柴胡汤"和"平胃散"两方组合而成。凡疟疾寒少热多，或舌苔黄腻，小便黄赤者，不宜使用。

藿香正气散《太平惠民和剂局方》

趣记 藿香领旨下去找陈叔，姜杰住后不敢答复。

对照 藿香苓芷夏曲枣陈苏　姜桔术厚朴甘大腹

组成与用法 大腹皮、白芷、紫苏、茯苓各30克，半夏曲、白术、陈皮、厚朴、苦桔梗各60克，藿香90克，炙甘草75克。上为末，每取6克，姜3片，大枣1枚，水煎服。或作汤剂，水煎服，用量按原方比例酌定。

功效 解表化湿，理气和中。

主治 外感风寒，内伤湿滞。霍乱吐泻，发热恶寒，头痛，胸膈满闷，脘腹疼痛，舌苔白腻，以及山岚瘴疟等。

方歌　藿香正气苏腹皮，甘桔陈苓术朴俱；

　　　　夏曲白芷加姜枣，感伤岚瘴并能驱。

备注　阴虚火旺者慎用。口渴、苔黄而燥者，以及湿热吐泻者，均不宜使用。

六和汤《太平惠民和剂局方》

趣记　霍朴相如吃瓜干拌酱，找啥人都行。

对照　藿朴香薷赤瓜甘半姜　枣砂人豆杏

组成与用法　缩砂仁、半夏、杏仁、人参、炙甘草各30克、赤茯苓、藿香叶、白扁豆、木瓜各60克，香薷、厚朴各120克，生姜3片，枣1枚。水煎服，用量按原方比例酌定。

功效　健脾和胃，祛暑化湿。

主治　夏月饮食不调，湿伤脾胃，暑湿外袭。症见霍乱吐泻，倦怠嗜卧，胸膈痞满，舌苔白滑等。

方歌　六和汤用参半砂，杏薷草藿与木瓜；

赤苓厚朴合扁豆，湿伤脾胃效堪夸。

第二节　清热祛湿

茵陈蒿汤《伤寒论》

趣记　茵陈治黄。

对照　茵陈栀黄

组成与用法　茵陈18克，栀子12克，大黄6克。水煎服。

功效　清热利湿退黄。

主治　湿热黄疸。症见一身面目俱黄，黄色鲜明，但头汗出，腹微满，口中渴，小便短赤不利，舌苔黄腻，脉沉数等。

方歌　茵陈蒿汤治阳黄，栀子大黄组成方；
　　　　栀子柏皮加甘草，茵陈四逆治阴黄。

栀子柏皮汤《伤寒论》

趣记　伯侄吵。

对照　柏栀草

组成与用法　栀子 10 克，炙甘草 3 克，黄柏 6 克。水煎服。

功效　清热利湿。

主治　伤寒身热发黄，小便黄赤。

方歌　栀子柏皮退阳黄，加入炙草合成方；
清热利湿又抗炎，伤寒身黄此方良。

茵陈四逆汤《伤寒微旨论》

趣记　江潮沉浮。

对照　姜草陈附

组成与用法　干姜 4.5 克，炙甘草 6 克，炮附子 6 克，茵陈 6 克。水煎服。

功效　温里助阳，利湿退黄。

主治　阴黄。症见黄色晦暗，皮肤冷，背恶寒，手足不温，身体沉重，自汗懒言，神倦食少，脉紧细或沉细无力。

方歌　见"茵陈蒿汤"条。

八正散《太平惠民和剂局方》

趣记　八正蹬车去卖桶，鞭子一晃滑草中。

对照 八正灯车瞿麦通　萹栀○黄滑草○

组成与用法 车前子、瞿麦、萹蓄、滑石、山栀子仁、炙甘草、木通、大黄各 10 克。上共为散，每取 6 克，灯心煎汤送服。亦可作汤剂，加灯心，按原方药量增减，水煎服。

功效 清热泻火，利水通淋。

主治 湿热下注证。症见热淋，血淋，尿频尿急，尿时涩痛，淋沥不畅，尿色浑赤，甚则癃闭不通，小腹急满，口燥咽干，舌苔黄腻，脉滑数。

方歌 八正木通与车前，萹蓄大黄滑石研；
　　　　甘草瞿麦兼栀子，煎加灯草痛淋痊。

备注 体质虚弱及孕妇忌用；膏淋，劳淋，气淋慎用。

五淋散 《太平惠民和剂局方》

趣记 嫂子服草，当归武林。

对照 芍栀茯草　当归五淋

组成与用法 赤茯苓 180 克，当归、生甘草各 150 克，赤芍、山栀各 600 克。上为细末，每取 6 克，水煎，食前空腹服。

功效　清热凉血，利水通淋。

主治　膀胱有热。症见血淋涩痛，或尿如豆汁，或溲如砂石，脐腹急痛，或冷淋如膏，或热淋便血。

方歌　五淋散治热淋症，归草栀芍赤茯苓；
　　　　脐腹急痛小便涩，清热凉血水道通。

三仁汤《温病条辨》

趣记　姓寇一人扑通滑下竹竿。

对照　杏蔻苡仁朴通滑夏竹○

趣记　三人后半夜通话。

对照　三仁厚半叶通滑

组成与用法　生薏苡仁 18 克，杏仁 15 克，半夏 15 克，滑石 18 克，白通草、白蔻仁、竹叶、厚朴各 6 克。水煎服。

功效　宣畅气机，清利湿热。

主治　湿温初起及暑温夹湿，邪在气分。症见头痛恶寒，身重疼痛，面色淡黄，胸闷不饥，午后身热，苔白不渴，脉弦细而濡。

方歌　三仁杏蔻薏苡仁，朴夏白通滑竹群；
　　　　水用甘澜扬百遍，湿温初起法堪遵。

藿朴夏苓汤《感证辑要》引《医原》

趣记　藿朴下令姓寇一人领些淡豆吃。

对照　<u>藿朴夏苓</u>杏蔻薏仁苓泻淡豆豉

趣记　藿朴、夏玲腹泻都吃三仁。

对照　<u>藿朴</u>　夏苓茯泻豆豉三仁

组成与用法　藿香 6 克，半夏、泽泻各 4.5 克，猪苓、赤苓、杏仁、淡豆豉各 9 克，生薏苡仁 12 克，白蔻仁 3 克，厚朴 3 克。水煎服。

功效　解表化湿。

主治　湿温初起，症见身热恶寒，肢体倦怠，胸闷口腻，口不渴，舌苔白滑，脉濡缓。

方歌　藿朴夏苓苦杏仁，蔻薏豆豉猪泽存；
　　　　身热不渴肢倦怠，湿温初起效如神。

备注 如湿温初起，热重于湿，舌苔黄腻者，应慎用本方。

黄芩滑石汤《温病条辨》

趣记 二玲通话擒大腹寇。

对照 二苓通滑芩大腹蔻

组成与用法 黄芩、滑石、茯苓皮、猪苓各9克，大腹皮6克，白蔻仁、通草各3克。水煎服。

功效 清热利湿。

主治 湿温邪在中焦，症见发热身痛，汗出热退，继而复热，小便短赤，渴不多饮，或不渴，舌苔淡黄而滑，脉缓。

方歌 黄芩滑石蔻通草，苓皮腹皮猪苓饶；
暑温湿温热势重，湿热肾炎亦可疗。

甘露消毒丹《医效秘传》

趣记 霍香桥口射飞禽，牧童长河背茵陈。

对照 藿香翘蔻射飞芩 木通菖荷贝茵陈

组成与用法 飞滑石450克，淡黄芩300

克，绵茵陈 330 克，石菖蒲 180 克，川贝
母、木通各 150 克，藿香、连翘、白蔻仁、
薄荷、射干各 120 克。上药为末，每取 9
克，开水调服；亦可作汤剂，水煎服，用
量按原方比例酌减。

功效 利湿化浊，清热解毒。

主治 湿温初期，邪在气分。症见发热倦
怠，胸闷腹胀，无汗而烦，或有汗而热不
退。身目发黄，颐肿口渴，尿赤便秘，吐
泻淋浊，舌苔淡白或厚腻或干黄。

方歌 甘露消毒蔻藿香，茵陈滑石木通菖；
　　　　芩翘贝母射干薄，湿温时疫是主方。

连朴饮《霍乱论》

趣记 廉颇吃半只卤脯。

对照 <u>连朴豉半栀芦蒲</u>

组成与用法 制厚朴 6 克，川连、石菖蒲、
制半夏各 3 克，炒香豉、焦栀各 9 克，芦根
60 克。水煎温服。

功效 清热化湿，理气和中。

主治　湿热霍乱。上吐下泻，胸脘痞闷，心烦躁扰，小便短赤，舌苔黄腻，脉滑数。

方歌　连朴饮用香豆豉，菖蒲半夏焦山栀；
　　　　芦根厚朴黄连入，温热霍乱此方施。

当归拈痛汤（拈痛汤）《医学启源》

趣记　诸葛贵人深知谢升妈苦深，因而住
　　　　干草房抢皇亲。

对照　猪葛归人参知泻升麻苦参　茵二术
　　　　甘草防羌黄芩

组成与用法　白术3克，人参、苦参、葛根各6克，苍术、防风、知母、泽泻、黄芩、猪苓、当归身各9克，炙甘草、茵陈、羌活各15克，升麻3克。水煎服。

功效　利湿清热，疏风止痛。

主治　湿热相搏，外受风邪证。症见遍身肢节烦痛，或肩背沉重，或胸膈不利，或脚气肿痛，舌苔白腻微黄，脉弦数等。

方歌　当归拈痛羌防升，猪泽茵陈芩葛朋；
　　　　二术苦参知母草，疮疡湿热服皆应。

宣痹汤 《温病条辨》

趣记 华山之畔行人瞧一人杀斗鸡。

对照 滑山栀半杏仁翘薏仁砂豆己

组成与用法 防己 15 克，杏仁 15 克，滑石 15 克，连翘 9 克，山栀 9 克，薏苡仁 15 克，半夏 9 克，晚蚕砂 9 克，赤小豆皮 9 克。水煎服。

功效 清热祛湿，通络止痛。

主治 湿热蕴于经络。症见寒战热炽，骨节烦疼，面目萎黄，舌色灰滞等。

方歌 宣痹汤是温病方，己杏苡滑半夏帮；
栀翘蚕砂赤小豆，风湿热痹服之康。

二妙散 《丹溪心法》

趣记 二庙藏黄伯。

对照 二妙苍黄柏

组成与用法 黄柏、苍术各 15 克。为散剂，每服 3～5 克，或为丸剂，或作汤剂，水煎服。

功效 清热燥湿。

主治 湿热走注，筋骨疼痛，或湿热下注，两足痿软无力，或足膝红肿疼痛，或湿热带下，或下部湿疮，小便短黄，舌苔黄腻。

方歌 二妙散中苍柏兼，若云三妙牛膝添；

四妙再加薏苡仁，湿热下注痿痹痊。

备注 对于湿多热少者，不宜使用本方。

三妙丸《医学正传》

趣记 黄伯藏牛。

对照 黄柏苍牛

组成与用法 黄柏120克，苍术180克，川牛膝60克。上药为末，面糊为丸，每服9克，空腹姜、盐汤送服。

功效 清热燥湿。

主治 湿热下注证。症见两脚麻木，或如火烙之热。

方歌 见"二妙散"条。

四妙丸《成方便读》

趣记 寺庙黄伯藏一牛。

对照　四妙黄柏苍苡牛

组成与用法　川黄柏、薏苡仁、苍术、怀牛膝各 240 克。水泛小丸，每取 6～9 克，温开水送服。

功效　清热利湿，舒筋壮骨。

主治　湿热下注。症见两足麻痿肿痛等。

方歌　见"二妙散"条。

第三节　利水渗湿

五苓散《伤寒论》

趣记　猪住贵宅府。

对照　猪术桂泽茯

组成与用法　猪苓 9 克，泽泻 15 克，白术 9 克，茯苓 9 克，桂枝 6 克。上药为散，每服 6 克，每日 3 次。亦可作汤剂，水煎服。

功效　利水渗湿，温阳化气。

主治　①外有表证，内停水湿之蓄水证。症见小便不利，头痛微热，烦渴欲饮，甚则水入即吐，舌苔白，脉浮。②水湿内停。症见水肿，泄泻，小便不利，以及霍乱吐泻等。③痰饮。症见脐下动悸。吐涎沫而头眩，或短气而咳者。

方歌 五苓散治太阳腑，白术泽泻猪苓茯；
桂枝化气兼解表，小便通利水饮逐；
除却桂枝名四苓，溲赤便溏皆可服；
茵陈配入五苓散，湿热黄疸亦可除；
平胃五苓名胃苓，消积渗湿效突出。

备注 若小便不利，属阴虚者，应忌服本方。

四苓散《丹溪心法》

趣记 白猪腹泻。

对照 白猪茯泻

组成与用法 白术、茯苓、猪苓各 45 克，泽泻 75 克。水煎服。

功效 健脾渗湿。

主治 内伤饮食有湿，症见小便赤少，大便溏泄。

方歌 见"五苓散"条。

胃苓汤《世医得效方》

趣记　白煮猪仔，皮厚姜炒，找贵父尝。

对照　白术猪泽　皮厚姜草　枣桂茯苍

组成与用法　猪苓 9 克，泽泻 15 克，白术 9 克，茯苓 9 克，桂枝 6 克，苍术 12 克，厚朴 9 克，陈皮 6 克，炙甘草 3 克。上药为末，每取 6 克，姜枣煎汤，空腹服下。

功效　祛湿和胃，行气利水。

主治　夏秋之间，脾胃伤冷。水谷不分，泄泻不止，以及水肿，腹胀，小便不利者。

方歌　见"五苓散"条。

备注　血虚阴亏者慎用。

茵陈五苓散《金匮要略》

趣记　参考"五苓散"条。

组成与用法　茵陈末 4 克，五苓散 2 克。上二药共研细末，每取 9 克，水调服；亦可作汤剂，用量酌定，水煎服。

功效　利湿退黄。

主治 湿热黄疸，湿多热少，小便不利。

方歌 见"五苓散"条。

猪苓汤 《伤寒论》

趣记 谢玲玲狡猾。

对照 泻苓苓胶滑

组成与用法 猪苓、茯苓、泽泻、阿胶、滑石各10克。水煎服，阿胶分二次烊化。

功效 利水清热养阴。

主治 水热互结证。症见小便不利，发热，口渴，或心烦不眠，或兼咳嗽，呕恶，下利，舌红苔白或微黄，脉细数。又治血淋尿血，小便涩痛，点滴难出，小腹满痛者。

方歌 猪苓汤用猪茯苓，泽泻滑石阿胶并；
小便不利兼烦渴，利水养阴热亦平。

备注 津伤太过而渴甚者不宜服用本方。

防己黄芪汤 《金匮要略》

趣记 房己晃旗杆招诸将。

对照 <u>防己黄芪</u>甘枣术姜

趣记 黄奇将找草房住。

对照 黄芪姜枣草防术

组成与用法 防己 12 克，黄芪 15 克，甘草 6 克，白术 9 克，生姜 4 片，大枣 1 枚。水煎服。

功效 益气祛风，健脾利水。

主治 卫表不固，风水或风湿。症见汗出恶风，身重，小便不利，舌淡苔白，脉浮。

方歌 防己黄芪金匮方，白术甘草枣生姜；
汗出恶风兼身重，表虚湿盛服之康。

备注 水肿实证而兼有恶心、腹胀、便溏等肠胃症状者，不宜用。

五皮散 《华氏中藏经》

趣记 陈大夫将上白岭。

对照 陈大腹姜桑白苓

组成与用法 生姜皮、桑白皮、陈橘皮、大腹皮、茯苓皮各 9 克。水煎服。

功效 利水消肿，理气健脾。

主治 脾虚湿盛，皮水。头面肢体水肿，身体沉重，腹部胀满，气急喘促，小便短少，以及妊娠水肿等，苔白腻，脉沉缓。

方歌　五皮散用五般皮，陈茯姜桑大腹奇；
　　　　　或以五加易桑白，脾虚腹胀此方施。

第四节　温化寒湿

苓桂术甘汤《伤寒论》

趣记　（略）

组成与用法　茯苓12克，桂枝9克，白术、炙甘草各6克。水煎服。

功效　温阳化饮，健脾利湿。

主治　中阳不足之痰饮证。症见胸胁胀满，目眩心悸，或气短咳喘，舌苔白滑，脉弦滑或沉紧。

方歌　苓桂术甘化饮剂，温阳化饮又健脾；
　　　　　饮邪上逆胸胁满，水饮下行悸眩去。

备注　阴虚火旺者慎用。

甘草干姜茯苓白术汤（肾著汤）《金匮要略》

趣记 （略）

组成与用法 甘草 6 克，白术 6 克，干姜 12 克，茯苓 12 克。水煎服。

功效 祛寒除湿。

主治 寒湿下侵之肾著。症见身重腰下冷痛，腰重如带五千钱，饮食如故，口不渴，小便自利，舌淡苔白，脉沉迟或沉缓。

方歌 肾著汤内用干姜，茯苓甘草白术裹；
　　　伤湿身重与腰冷，亦名甘姜苓术汤。

真武汤《伤寒论》

趣记 真武祝福将要富。

对照 真武术茯姜药附

组成与用法 茯苓、芍药、生姜、附子各 9 克，白术 6 克。水煎服。

功效 温阳利水。

主治 ①脾肾阳虚，水气内停证。症见小便不利，四肢沉重疼痛，腹痛下利，或肢体浮肿，苔白不渴，脉沉。②太阳病，发汗太过，阳虚水泛。症见汗出不解，其人仍发热，心下悸，头眩，筋肉眴动，站立不稳。

方歌　真武汤壮肾中阳，茯苓术芍附生姜；
　　　　　少阴腹痛有水气，悸眩眴惕保安康。

备注　水肿属实证而兼气滞者，不宜服用。

附子汤《伤寒论》

趣记　辅助少妇人。

对照　茯术芍附人

组成与用法　附子 15 克，茯苓、芍药各 9 克，人参 6 克，白术 12 克。水煎服。

功效　温经助阳，祛寒化湿。

主治　阳虚寒湿内侵。症见身体骨节疼痛，恶寒肢冷，苔白滑，脉沉微。

方歌　少阴阳虚附子汤，人参白术苓芍藏；
　　　　　体痛水肿肢逆冷，温阳益气自复康。

实脾散《重订严氏济生方》

趣记　实脾领将找侯府，瓜果炒酱香槟煮。

对照　<u>实脾</u>苓姜枣厚附　瓜果草姜香槟术

趣记　夫妇找大夫将赶赴珠江瓜果乡。

对照　茯附枣大腹姜甘朴术姜瓜果香

组成与用法　厚朴、白术、木瓜、木香、草果仁、大腹子（槟榔）、炮附子、白茯苓、炮干姜各 30 克，炙甘草 15 克。加生姜、大枣，水煎服，用量按原方比例酌减。

功效　温阳健脾，行气利水。

主治　阳虚水肿。症见全身浮肿，腰以下更甚，手足不温，口中不渴，身重懒食，胸腹胀满，小便清，大便溏薄，舌苔白厚腻，脉沉弦而迟者。

方歌　实脾苓术与木瓜，甘草木香大腹加；
　　　　草果附姜兼厚朴，虚寒阴水效堪夸。

备注　水肿属实证者，不宜使用。

萆薢分清散（萆薢分清饮）《杨氏家藏方》

趣记 唱毕一人无。

对照 菖萆益仁乌

组成与用法 益智、川萆薢、石菖蒲、乌药各9克。水煎服，加入食盐少许。

功效 温肾利湿，分清化浊。

主治 下焦虚寒。症见小便白浊，频数无度，白如米泔，凝如膏糊，舌淡苔白，脉沉。

方歌 萆薢分清石菖蒲，乌药益智同时煮；
或益苓草加盐煎，温肾化气湿浊除。

备注 膀胱湿热所致膏淋、白浊，兼见舌苔黄腻、带下黄稠者，忌用本方。

萆薢分清饮《医学心悟》

趣记 伯父住车铺，必炼新丹。

对照 柏茯术车蒲 草莲心丹

组成与用法 川萆薢6克，黄柏、石菖蒲各2克，茯苓、白术各3克，莲子心2克，丹参、车前子各4.5克。水煎服。

功效 清热利湿，分清化浊。

主治 湿热白浊，小便浑浊，尿有余沥，舌苔黄腻等。

方歌 程氏萆薢分清饮，黄柏茯苓术丹参；
莲子菖蒲及车前，湿热淋浊效堪斟。

备注 《医学心悟》为程国彭所著，故称"程氏萆薢分清饮"。

第五节　祛风胜湿

羌活胜湿汤《脾胃论》

趣记 抢活生事，高兄蛮干放毒。

对照 羌活胜湿　藁芎蔓甘防独

组成与用法 羌活、独活各6克，藁本、防风、炙甘草各3克，川芎1.5克，蔓荆子2克。水煎空腹温服。

功效 祛风胜湿止痛。

主治 风湿在表之痹证。症见恶寒微热，头痛头重，肩背痛不可回顾，或腰脊沉痛，难以转侧，苔白，脉浮。

方歌 羌活胜湿草独芎，蔓荆藁本加防风；

湿邪在表头腰痛，发汗升阳经络通。

蠲痹汤《杨氏家藏方》

趣记 将要起黄风，当早抢活干。

对照 姜药芪黄风 当枣羌活甘

组成与用法 羌活、姜黄、当归、蜜炙黄芪、赤芍、防风各45克，炙甘草15克，生姜5片，枣3枚。水煎温服。

功效 益气和营，祛风胜湿。

主治 营卫两虚。风湿痹痛，肩项臂痛，手足麻木。

方歌 蠲痹汤治风湿痹，羌防归芍并黄芪；

姜黄姜草枣煎服，体痛筋挛一并祛。

独活寄生汤《备急千金要方》

趣记 杜新芳令当地人烧火炒几升秦川牛肉。

对照 杜辛防苓当地人芍活草寄生秦川牛肉

组成与用法 独活9克，桑寄生、杜仲、牛膝、细辛、秦艽、茯苓、肉桂心、防风、川芎、人参、甘草、当归、芍药、干地黄各6克。水煎服。

功效 祛风湿，止痹痛，益肝肾，补气血。

主治 痹证日久，肝肾两虚，气血不足之证。症见腰膝冷痛，肢节屈伸不利，或麻木不仁，畏寒喜暖，心悸气短，舌淡苔白，脉细弱。

方歌 独活寄生艽防辛，芎归地芍桂苓均；杜仲牛膝人参草，冷风顽痹屈能伸。

备注 若痹证属于湿热实证者，不宜使用。

三痹汤《妇人良方》

趣记 杜新芳令当地人烧秦川酱牛肉干，端起独服。

对照 杜辛防苓当地人芍秦川姜牛肉甘，断芪独茯

组成与用法 续断、杜仲、防风、肉桂心、细辛、人参、白茯苓、当归、白芍药、黄芪、牛膝、甘草各30克，秦艽、生地黄、

川芎、独活各 15 克，生姜 3 片，枣 1 枚。水煎服。

功效 益气养血，祛风除湿。

主治 肝肾两虚，血气凝滞证。症见手足拘挛，风痹。

方歌 三痹独活寄生汤，去寄加续芪枣姜；
益肾健骨补气血，风寒湿痹均安康。

备注 本方是由独活寄生汤加减而成。

第十六章　祛痰剂

第一节　燥湿化痰

二陈汤《太平惠民和剂局方》

趣记　儿臣服下草莓酱。

对照　二陈茯夏草梅姜

组成与用法　半夏、橘红（或陈皮）各15克，白茯苓9克，炙甘草4.5克，生姜3克，乌梅1个。水煎服。

功效　燥湿化痰，理气和中。

主治　湿痰咳嗽。症见痰多色白易咯出，胸膈痞闷，恶心呕吐，肢体倦怠，或头眩心悸，舌苔白润，脉滑。

方歌　二陈汤用半夏陈，苓草梅姜一并存；
　　　　利气祛痰兼燥湿，湿痰为患此方珍；

前方去梅加枳星，方名导痰消积饮；
胸膈痞塞胁胀满，坐卧不宁煎水斟。

备注 阴虚肺燥及咳血者忌用。

导痰汤《传信适用方》引皇甫坦方

趣记 导谭父只是将橘红炒半天。

对照 导痰茯枳实姜橘红草半天

组成与用法 半夏12克，天南星、橘红、枳实、赤茯苓各6克，炙甘草3克，生姜4片。水煎服。

功效 燥湿祛痰，行气开郁。

主治 一切痰厥证。症见痰饮壅盛，胸膈痞塞，胁肋胀满，头痛吐逆，喘急痰嗽，涕唾稠黏，坐卧不安，饮食少思；或肝风夹痰，呕不能食，头目眩晕，甚或痰厥者。

方歌 见"二陈汤"条。

涤痰汤《奇效良方》

趣记 江南人夏令常食橘如枣。

对照 姜南人夏苓菖实橘茹枣

组成与用法 南星、半夏各 7.5 克，枳实、茯苓各 6 克，橘红 4.5 克，石菖蒲、人参各 3 克，竹茹 2 克，甘草 1.5 克，生姜 3 片，大枣 2 枚。水煎，饭后服。

功效 涤痰开窍。

主治 中风痰迷心窍，舌强不能言。

方歌 涤痰汤有夏橘草，参苓竹茹枳姜枣；
　　　　胆星菖蒲齐配入，主治风痰迷心窍。

金水六君煎 《景岳全书》

趣记 金水六君将，夏令地皮当植草。

对照 <u>金水六君姜</u>　<u>夏苓地皮当炙草</u>

组成与用法 当归 6 克，熟地 9～15 克，陈皮 4.5 克，半夏 6 克，茯苓 6 克，炙甘草 3 克，生姜 5 片。水煎服。

功效 滋养肺肾，祛湿化痰。

主治 肺肾阴虚，痰湿内盛证。咳嗽痰多，痰带咸味，喘急呕恶，或口燥咽干，自觉口咸，舌质红，苔白滑或薄腻。

方歌 金水六君是妙方，归地陈夏茯草姜；

滋养肺肾去痰湿，咳喘呕恶服之康。

温胆汤 《三因极一病证方论》

趣记　温胆指示诸将凌晨下早操。

对照　<u>温胆</u>枳实竹姜苓陈夏枣草。

组成与用法　半夏、竹茹、枳实各 60 克，陈皮 90 克，炙甘草 30 克，茯苓 45 克，姜 5 片，枣 1 枚。水煎服，用量按原方比例酌定。

功效　理气化痰，利胆和胃。

主治　胆胃不和，痰热内扰。症见胆怯易惊，虚烦不宁，失眠多梦，呕吐呃逆，癫痫等。

方歌　温胆汤中苓半草，枳竹陈皮加姜枣；
　　　　虚烦不眠证多端，此系胆虚痰热扰。

十味温胆汤 《世医得效方》

趣记　夏令柑橘未早熟，姜婶只愿找人收。

对照　夏苓甘橘味枣熟　姜参枳远枣仁〇

组成与用法　半夏、枳实、橘皮各 90 克，

白茯苓 45 克，酸枣仁、远志、五味子、熟
地黄、人参各 30 克，炙粉甘草 15 克，生姜
5 片，红枣 1 枚。水煎服。

功效　益气养血，化痰宁心。

主治　心胆虚怯，症见触事易惊，四肢浮
肿，饮食无味，心悸烦闷，坐卧不安等。

方歌　十味温胆苓枳参，橘皮草味地枣仁；

　　　　益气化痰姜半枣，远志宁心可安神。

茯苓丸（治痰茯苓丸）《济世全生指迷方》

趣记　将下令直销茯苓丸。

对照　姜夏苓枳硝茯苓丸

组成与用法　半夏 60 克，茯苓 30 克，枳壳
15 克，风化朴硝 0.3 克。上共为末，姜汁
糊丸，每取 6 克，姜汤或温开水送服。

功效　燥湿行气，软坚消痰。

主治　痰停中脘证。症见两臂疼痛，手不
得上举，或左右时复转移，或两手疲软，
或四肢浮肿，舌苔白腻，脉沉细或弦滑等。

方歌　治痰茯苓丸半夏，风硝枳壳姜汤下；

中脘停痰肩臂痛，气行痰消痛自罢。

备注 虚人和正气已伤者，当慎用本方。

第二节　清热化痰

清气化痰丸《医方考》

趣记 陈兴父亲下江南，只食瓜。

对照 陈杏茯芩夏姜南　枳实瓜

组成与用法 陈皮、杏仁、枳实、黄芩、瓜蒌仁、茯苓各 30 克，胆南星、制半夏各 45 克。姜汁为丸，每取 6 克，温开水送服。

功效 清热化痰，理气止咳。

主治 痰热咳嗽。症见痰稠色黄，咯之不爽，胸膈痞闷，甚则气急呕恶，小便短赤，舌质红，苔黄腻，脉滑数。

方歌 清气化痰杏瓜蒌，黄芩胆星枳实投；
　　　　陈苓姜夏糊丸服，清解肺热黄痰稠。

清金降火汤《古今医鉴》

趣记　母亲姓陈，吃瓜拌酱食之乎更甘甜。

对照　母芩杏陈　赤瓜半姜石枳胡梗甘〇

组成与用法　陈皮4.5克，杏仁4.5克，赤茯苓、半夏、枳壳、桔梗、贝母、前胡、瓜蒌仁、黄芩、石膏各3克，甘草1克，生姜3片。水煎服。

功效　清肺化痰。

主治　肺胃痰火，咳嗽面赤，或肺胀喘急，舌苔黄，脉滑数。

方歌　清金降火枳二陈，贝蒌前桔石杏芩；
　　　　肺胃痰火咳喘急，清肺化痰加姜饮。

备注　方歌中"二陈"指二陈汤，详见该条。

小陷胸汤《伤寒论》

趣记　黄莲下楼。

对照　黄连夏蒌

趣记　小献兄清拌黄瓜。

对照 小陷胸清半黄瓜

组成与用法 黄连 6 克，清半夏 12 克，瓜蒌实 20 克。水煎服。

功效 清热化痰，宽胸散结。

主治 痰热互结证。症见胸脘痞闷，按之则痛，或咳痰黄稠，舌苔黄腻，脉滑数。

方歌 小陷胸汤连夏蒌，宽胸开结涤痰优；
膈上热痰痞满痛，舌苔黄腻服之休。

备注 心下痞满属湿热或腑实证者，或脾胃虚寒、大便溏薄者，不宜服用本方。

柴胡陷胸汤 《重订通俗伤寒论》

趣记 琴莲姐下楼将柴拾。

对照 芩连桔夏蒌姜柴实

组成与用法 柴胡 3 克，姜半夏 9 克，小川连 2.5 克，苦桔梗 3 克，黄芩 4.5 克，瓜蒌仁 15 克，小枳实 4.5 克，生姜汁 4 滴（分冲）。水煎服。

功效 涤痰宽胸，和解清热。

主治 少阳证具，胸膈痞满，按之痛，口苦苔黄，脉弦滑而数。

方歌 柴胡陷胸半连芩，枳桔姜汁瓜蒌仁；

　　　　清热化痰宽胸气，膈满口苦效如神。

滚痰丸（礞石滚痰丸）

《泰定养生主论》录自《玉机微义》

趣记 盂石礞贪玩琴，传君梦乡。

对照 礞石滚痰丸芩　川军礞香

组成与用法 大黄（即川军）、片黄芩各240克，煅礞石30克，沉香15克。上共为细末，水泛小丸，每次5~9克，每日1~2次，温开水送服。

功效 泻火逐痰。

主治 实热老痰。症见癫狂惊悸，或怔忡昏迷，或咳喘痰稠，或胸脘痞闷，或眩晕耳鸣，大便秘结，舌苔黄腻，脉滑数有力。

方歌 滚痰丸是逐痰方，礞石黄芩及大黄；

　　　　少佐沉香为引导，实热顽痰一扫光。

备注 老人、体虚者及孕妇慎用。

第三节　润燥化痰

贝母瓜蒌散《医学心悟》

趣记　父母接天华聚红楼。

对照　茯母桔天花橘红蒌

组成与用法　川贝母 4.5 克，瓜蒌 3 克，天花粉、茯苓、橘红、桔梗各 2.5 克。水煎服。

功效　润肺清热，理气化痰。

主治　燥痰咳嗽。症见咳痰不爽，涩而难出，咽喉干燥，苔白而干等。

方歌　贝母瓜蒌花粉研，橘红桔梗茯苓添；
　　　　呛咳咽干痰难出，润燥化痰病自安。

备注　虚火上炎及温燥伤肺所致咳嗽，不宜使用本方。

第四节　温化寒痰

苓甘五味姜辛汤 《金匮要略》

趣记　（略）

组成与用法　茯苓 12 克，甘草 9 克，干姜 9 克，细辛 5 克，五味子 5 克。水煎温服。

功效　温肺化饮。

主治　寒饮咳嗽。咳痰量多，清稀色白，胸膈不快，舌苔白滑，脉弦滑等。

方歌　苓甘五味姜辛汤，温阳化饮常用方；
半夏杏仁均可入，寒痰冷饮保安康。

备注　肺热及肺燥咳嗽者忌用本方。

冷哮丸 《张氏医通》

趣记　干妈将造新船无白帆，行人下去晚了交款难。

对照　甘麻姜皂辛川乌白矾　杏仁夏曲菀
〇椒款南

组成与用法 麻黄、生川乌、细辛、蜀椒、生白矾、牙皂、半夏曲、陈胆南星、杏仁、生甘草各30克，紫菀茸、款冬花各60克。为丸，发作时，姜汤调服3~6克。

功效 散寒涤痰。

主治 背受寒邪，遇冷即发喘嗽，胸膈痞满，倚息不得卧。

方歌 冷哮丸中乌头南，麻杏细辛椒皂矾；
　　　　紫菀款冬半夏草，寒喘倚息治不难。

备注 体质极度虚弱者，孕妇以及痰热壅肺者禁用。

三建膏《张氏医通》

趣记 江西教官富贵而无雄心。

对照 姜细椒官附桂○乌雄心

组成与用法 天雄、附子、川乌各10克，桂心、官桂、桂枝、细辛、干姜、蜀椒各60克。上药切为片，麻油1000克，煎熬去渣，黄丹收膏，摊成，加麝香少许，贴肺俞、华盖、膻中穴。

功效　温里散寒，定喘止哮。

主治　冷哮，气喘，咳嗽。

方歌　三建膏用附乌雄，三桂姜细蜀椒同；
　　　　油煎去渣丹收膏，加麝少许外贴用。

备注　本膏药敷后多见局部皮肤充血，甚至起泡，小儿患者慎用。

三子养亲汤《皆效方》录自《杂病广要》

趣记　三子来借书。

对照　三子莱芥苏

组成与用法　白芥子、苏子、莱菔子各9克。上3味药微炒，捣碎，用纱布包裹，煎汤频服。

功效　温肺化痰，降气消食。

主治　痰壅气滞证。症见咳嗽喘逆，痰多胸痞，食少难消，舌苔白腻，脉滑等。

方歌　三子养亲祛痰方，芥苏莱菔共煎汤；
　　　　大便实硬加熟蜜，冬寒更可加生姜。

第五节　化痰息风

半夏白术天麻汤《医学心悟》

趣记　夏伏天将白煮柑橘枣。

对照　夏茯天姜白术甘橘枣

组成与用法　半夏4.5克，天麻、茯苓、橘红各3克，白术9克，甘草1.5克，生姜1片，大枣2枚。水煎服。

功效　化痰息风，健脾祛湿。

主治　风痰上扰证。症见眩晕头痛，胸闷呕恶，舌苔白腻，脉弦滑等。

方歌　半夏白术天麻汤，苓草橘红大枣姜；
　　　　　眩晕头痛风痰证，热盛阴亏切莫尝。

备注　凡肝阳上亢致眩晕头痛，高血压者忌用。

定痫丸《医学心悟》

趣记　儿臣等明天赴丹麦，立志全杀江南江北神虎。

对照 二陈灯明天蒲丹麦　沥志全砂姜南僵贝神琥

组成与用法 明天麻、川贝母、姜半夏、茯苓、茯神各30克，九制胆南星、石菖蒲、全蝎、僵蚕、真琥珀、灯心草各15克，陈皮、远志各21克，丹参、麦冬各60克，辰砂9克。共为细末，用甘草120克熬膏，加竹沥100ml、姜汁50ml，和匀调药为小丸，每取6克，早晚各1次，温开水送服。

功效 涤痰息风，开窍安神。

主治 痰热痫证。症见男女小儿痫证，忽然发作，眩仆倒地，不省高下，甚则瘛疭抽搐，目斜口歪，痰涎直流，叫喊作声。亦可用于癫狂。

方歌 定痫二茯贝天麻，丹麦陈远菖灯夏；
　　　　胆星蝎蚕草竹沥，姜汁琥珀与辰砂。

备注 对于肝火痰热、肝肾阴虚及脾胃虚弱而致痫证者，不宜应用本方。对照中的"二陈"指"二陈汤"，详见该条。

第十七章　消食剂

第一节　消食化滞

保和丸《丹溪心法》

趣记　山神下尘福连来。

对照　山神夏陈茯连菜

趣记　保和令臣敲锣吓山神。

对照　保和苓陈翘萝夏山神

组成与用法　山楂 180 克，神曲 60 克，半夏、茯苓各 90 克，陈皮、连翘、萝卜子（即莱菔子）各 60 克。上共为末，水泛为丸，每取 9 克，白开水送服。亦可水煎服，用量按原方比例酌减。

功效　消食和胃。

主治　一切食积。症见脘腹痞满胀痛，嗳腐吞酸，恶食呕吐；或大便泄泻，舌苔厚腻，脉滑等。

方歌 保和神曲与山楂，苓夏陈翘莱子加；

消食和胃兼化滞，方中亦可用麦芽。

枳实导滞丸《内外伤辨惑论》

趣记 枳实导致大芩腹泻，去煮黄连。

对照 枳实导滞大芩茯泻　曲术黄连

组成与用法 大黄 30 克，枳实、炒神曲各 15 克，茯苓、黄芩、黄连、白术各 9 克，泽泻 6 克。上药研末，水泛小丸，每次 6～9 克，每日 2 次，温开水送服。

功效 消食化积，清热祛湿。

主治 湿热食积，内阻肠胃。症见脘腹痞闷，下痢，或泄泻，腹痛后重，或大便秘结，小便短赤，舌苔黄腻，脉沉滑有力。

方歌 枳实导滞首大黄，芩连白术茯苓襄；

神曲泽泻糊为丸，消积清热利湿方。

备注 脾胃虚寒无积滞者忌服；体虚久痢及泻痢无积滞者，不可轻投。

木香槟榔丸 《儒门事亲》

趣记　俏郎清晨牵牛过，黄脸妇牧大白鹅。

对照　壳榔青陈牵牛○　黄连附木大柏莪

组成与用法　木香、槟榔、青皮、陈皮、莪术、枳壳、黄连各30克，黄柏、大黄各90克，炒香附子、牵牛各120克。上为细末，水泛小丸，每次3～6克，每日2次，温开水或生姜汤送服。

功效　行气导滞，攻积泄热。

主治　积滞内停，湿蕴生热，食积不化，脘腹痞满胀痛，赤白痢疾，里急后重，或大便秘结，舌苔黄腻，脉沉实。

方歌　木香槟榔青陈皮，黄柏黄连莪枳齐；
　　　　大黄牵牛兼香附，泻痢后重热滞宜。

第二节　健脾消食

健脾丸《证治准绳》

趣记　陈香莲叫三仙四君杀山寇。

对照　陈香连焦三仙四君砂山蔻

组成与用法　炒白术 75 克，木香、黄连、甘草各 22 克，白茯苓 60 克，人参 45 克，炒神曲、陈皮、砂仁、炒麦芽、山楂、山药、肉豆蔻各 30 克。上为末，水泛为丸，每取 6～9 克，每日 2 次，空腹温开水送服。

功效　健脾和胃，消食止泻。

主治　脾胃虚弱，饮食内停。症见食少难消，脘腹痞闷，大便溏薄，苔腻微黄，脉象虚弱。

方歌　健脾参术苓草陈，肉蔻香连合砂仁；
　　　　楂肉山药曲麦炒，消补兼施此方寻。

备注　饮食不节，暴饮暴食而引起的积滞证和实热证者均不宜用本方。对照中"焦三仙"指炒焦后的麦芽、山楂、神曲三味药物;"四君"指"四君子汤",详见该条。

枳术丸 《内外伤辨惑论》

趣记 (略)

组成与用法 枳实30克,白术60克。同为极细末,糊丸,每取9克,荷叶煎汤或白开水送服。

功效 健脾消痞。

主治 脾虚气滞,饮食停聚。症见胸脘痞满,不思饮食。

方歌 枳术丸是消补方,荷叶烧饭作丸尝;
若加麦芽与神曲,消食化滞力更强;
枳术丸加橘半夏,健脾祛痰两兼长;
香砂枳术理气滞,消食开胃气芳香。

枳实消痞丸 (失笑丸)《兰氏秘藏》

趣记 夏夫人恋江住草铺,只是销批麦芽。

对照 夏茯人连姜术草朴 <u>枳实消痞麦芽</u>

组成与用法 干生姜3克,炙甘草、麦芽曲、白茯苓、黄连、白术各 6 克，半夏曲、人参各 9 克，炙厚朴 12 克，枳实 15 克。上为细末，水泛为丸，每取 6～9 克，白开水送下。

功效 行气消痞，健脾和胃。

主治 脾虚气滞，寒热互结证。症见心下痞满，不欲饮食，倦怠乏力，大便失调。

方歌 枳实消痞四君全，麦芽夏曲朴姜连；
蒸饼糊丸消积满，消中有补两相兼。

备注 方歌中"四君"指"四君子汤"，详见该条。食积实证及虚寒证者，非本方所宜。

葛花解酲汤《内外伤辨惑论》

趣记 葛花姐成杀猪匠人，想叩谢神去青岭居住。

对照 葛花解酲砂猪姜人 香蔻泻神曲青苓橘术

组成与用法 木香 1.5 克，人参、猪苓、白茯苓、橘皮各 4.5 克，白术、干生姜、神曲、泽泻各 6 克，青皮 1 克，缩砂仁、白豆蔻仁、葛花各 15 克。上为极细末，和匀，每服 9 克，温开水送下；或作汤剂，水煎服。

功效　分消酒湿，理气健脾。

主治　酒积伤脾证。症见呕吐眩晕，胸膈痞闷，纳差体倦，小便不利，大便泄泻，舌苔腻，脉滑。

方歌　葛花解醒泽二苓，砂蔻青陈木香并，
　　　　　姜曲参术温健脾，分消寒化酒湿灵。

备注　现代用于酒醉，或嗜酒成性者。

第十八章　驱虫剂

乌梅丸《伤寒论》

趣记　吴梅叫伯父联系沈贵当干将。

对照　<u>乌梅椒柏附连细参桂当干姜</u>

组成与用法　乌梅480克，细辛180克，干姜300克，黄连480克，当归120克，炮附子180克，蜀椒20克，桂枝180克，人参180克，黄柏180克。乌梅用50%醋浸一宿，去核打烂，和余药打匀，烘干或晒干，研末，加蜜制丸，每次9克，每日1～3次，空腹温开水送服；亦可按原方比例酌减药量，作汤剂，水煎服。

功效　温脏安蛔。

主治　蛔厥证。症见腹痛时作，心烦呕吐，时发时止，常自吐蛔，手足厥冷；又治久痢，久泻。

方歌　乌梅丸法苦辛酸，连柏辛椒姜桂端；
　　　　参归附子虚寒治，温脏安蛔正可传。

备注　湿热痢不宜用本方。

理中安蛔汤《类证治裁》

趣记　安徽人将住蜀岭屋。

对照　安蛔人姜术蜀苓乌

组成与用法　人参9克，白术4.5克，茯苓4.5克，蜀椒1克，乌梅6克，干姜4.5克。水煎服。

功效　温中安蛔。

主治　蛔虫腹痛，中阳不振，脾胃虚寒。症见便溏尿清，腹痛肠鸣，四肢不温，舌苔薄白，脉虚缓，蛔虫从口腔吐出，或由大便排出。

方歌　理中加减可安蛔，参术苓姜和椒梅；
　　　　腹痛便溏因虫扰，辛酸伏蛔蛔自摧。

备注　本方药性偏温，阴虚者慎用。

连梅安蛔汤 《通俗伤寒论》

趣记　连梅伯叫雷郎。

对照　连梅柏椒雷榔

组成与用法　胡黄连 3 克，炒川椒 2 克，白雷丸 9 克，乌梅肉 5 克，生川柏 2 克，尖槟榔 9 克。水煎服。

功效　清热安蛔。

主治　虫积腹痛，不思饮食，食则吐蛔，甚则烦躁，厥逆，且有面赤，口燥，舌红，脉数，身热等症。

方歌　连梅安蛔用胡连，雷丸榔柏川椒兼；
　　　　面赤心烦吐蛔虫，清热安蛔去虫煎。

第十九章　涌吐剂

瓜蒂散《伤寒论》

趣记　小窦想吃瓜。

对照　小豆香豉瓜

组成与用法　甜瓜蒂、赤小豆各 3 克。将二药研细末和匀，每取 1～3 克，用香豆豉 9 克，煎汤送服。不吐者，用洁净翎毛探喉取吐。

功效　涌吐痰涎宿食。

主治　痰涎宿食，壅滞胸脘。症见胸中痞硬，懊忱不安，心下烦满，欲吐不出，气上冲咽喉不得息，脉滑，寸脉微浮。

方歌　瓜蒂散中赤小豆，豆豉汁调酸苦凑；
　　　　逐邪涌吐功最捷，胸脘痰食服之瘳。

备注　若食已离胃入肠，痰涎不在胸膈者，均须禁用。

三圣散《儒门事亲》

趣记　三圣离地方。

对照　<u>三圣藜蒂防</u>

组成与用法　防风5克，瓜蒂3克，藜芦3克。上药共为粗末，水煎徐徐服之，以吐为度。

功效　涌吐风痰。

主治　中风闭证。症见失音闷乱，口眼歪斜或不省人事，牙关紧闭，不能饮食，脉浮滑实者；或癫痫有浊痰壅塞胸中，上逆时发者；或误食毒物，停于上脘者。

方歌　三圣散中蒂防芦，共研为末水煎服；
　　　　胸中浊痰尽可祛，食物中毒也能吐。

救急稀涎散《圣济总录》

趣记　救急西线要造反。

对照　<u>救急稀涎○皂矾</u>

组成与用法　猪牙皂角15克，白矾30克。上共为细末，每取2~3克，温水调服。

功效 开关涌吐。

主治 中风闭证，痰涎壅盛。症见喉中痰鸣辘辘，气闭不通，昏昏若醉，心神瞀闷，四肢不收，或倒仆不省，或口角似斜，微有涎出，脉象滑实有力者。亦治喉麻痹。

方歌 稀涎皂角与白矾，痰浊壅阻宜开关；
　　　　中风痰闭口不语，涌吐通关气自还。

方剂名称拼音索引

A

B

C

D

H

J

M

Q

W

X

Y

Z